城市的心灵

——心理咨询师札记

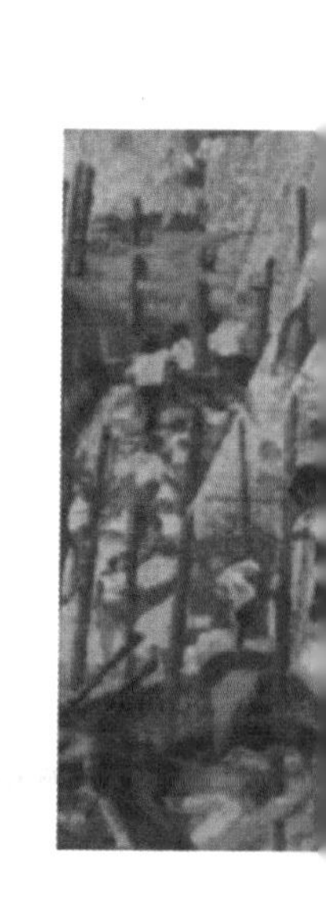

廖峻澜／著

四川大学出版社

项目策划：张　晶　王　玮　于　俊
责任编辑：王　玮
责任校对：于　俊
封面设计：墨创文化
责任印制：王　炜

图书在版编目（CIP）数据

城市的心灵 / 廖峻澜著. — 成都 ： 四川大学出版社，2020.3
ISBN 978-7-5690-3711-1

Ⅰ. ①城… Ⅱ. ①廖… Ⅲ. ①精神疗法 Ⅳ. ①R749.055

中国版本图书馆 CIP 数据核字（2020）第 040564 号

书名　城市的心灵——心理咨询师札记
Chengshi de Xinling—Xinli Zixunshi Zhaji

著　者	廖峻澜
出　版	四川大学出版社
地　址	成都市一环路南一段 24 号（610065）
发　行	四川大学出版社
书　号	ISBN 978-7-5690-3711-1
印前制作	墨创文化
印　刷	四川盛图彩色印刷有限公司
成品尺寸	170 mm×240 mm
印　张	16
字　数	236 千字
版　次	2020 年 4 月第 1 版
印　次	2020 年 4 月第 1 次印刷
定　价	55.00 元

◆ 读者邮购本书，请与本社发行科联系。
电话：(028)85408408/(028)85401670/
(028)86408023　邮政编码：610065
◆ 本社图书如有印装质量问题，请寄回出版社调换。
◆ 网址：http://press.scu.edu.cn

四川大学出版社
微信公众号

序

一

自 2020 年 1 月下旬至今已近两个月了，新型冠状病毒从肆虐全国到蔓延全球，居家抗疫的日子仍在持续。而由疫情带来的心理病毒，也有待长期的治疗。在这样的日子里，廖峻澜的书稿《城市的心灵——心理咨询师札记》的到来，成为驱逐阴郁与惶惑的一抹明媚阳光。

《城市的心灵——心理咨询师札记》是一部以心理咨询为题材，由六个心理治疗案例串联起来的心理治疗小说。峻澜从独特的生命体验出发，以文学的手法，将她做心理咨询师以来所遇到的典型案例，进行了合理的虚构、独到的叙述与情感的投射，创构出这种个性鲜明、思想深微、牵动人心、别开生面的文学形式。

国际上许多专家早就指出，21 世纪人类面临的最大威胁是精神疾病，心理问题几乎可以说是新世纪最大的问题。

二十年前听到这种说法的时候，我们也许还将它视为一个预言，一种预测。二十年后，这种说法已经成为普遍的事实。在近期困囿于宅的日子里，这种感受尤其强烈。

有好几位研究生给我发信息诉说，一方面是不能走动、不能开学的惶惑乃至恐惧，另一方面看到的很多消息尤其令人沮丧，这使得在家读书效率低下，心情常常处于阴郁之中。我知道，能够用微信向我表达这种阴郁心情，恰恰证明他还是比较阳光和健康的。只能说明他有点心理动荡，即使出现点心理问题也自然能够调适和克服。人们精神世界中更多的心理隐患是说不出来、道不明白的。

实际上，我们每个人都或多或少、或长或短、或显或隐、或深或浅地经受过心理疾患的侵扰。心理问题就像病毒那样，存在于我们周身，只是大多数病毒终被我们的免疫机制攻克；但在类似新型冠状病毒的威胁之下，我们的身心就显得脆弱不堪了。我们每个人都要面对心理疾患的困扰，也有着精神救赎的渴望。

从这个角度说，《城市的心灵——心理咨询师札记》的问世不仅意义重大，而且非常适时及时。读者不仅可以从小说的叙述中切实感受主人公们心理世界的惊涛巨浪与变幻轨迹，而且往往不经意间就会被小说屡屡撞击到自己的软肋，从中发现或纠结于心魔或释然于解脱的另一个自我，另一种生命形式，还有更多的精神存在的可能性。

这部小说的问世与疫情、疾病、灾难结下不解之缘，而它的缘起与生产过程同样与此相关。这是值得我多饶舌一下的话题。峻澜是怎样走上心理咨询师的道路，又如何成为一位业余小说家，其间又经历了怎样的个人的"主体性"解构和重构的过程，显然，这些问题对于深入理解这部小说也许是至关重要的。况且，故事的叙述者与心理咨询师本身就是小说中的重要人物形象。

峻澜于1999年考入南京大学文学院，本科期间我就给她上过现代文学课。当时她们在浦口校区，小班上课，师生交流比较多。她那时候喜欢追问文学与人生的关系问题，那个年龄对这类问题表现出的超常的求知欲令我印象深刻。喜欢追根究底的学生无疑拥有难得的科研潜能。2003年她考上研究生后，我做了她的导师。她的学位论文以20世纪90年代至2000年后的女性文学为研究对象，重点考察那类缺乏主体性的女性形象。女性主体性的缺失既有社会现代性的根源，也有文化心理与精神层面建构的问题，她的思维兴趣更多地集中于后者。

得力于优异的成绩和科研能力，峻澜硕士毕业后，顺利进入成都一所著名的高校，在该校的艺术学院从事教学科研工作。作为导师，我非常高兴她有了一个理想而稳定的专业工作，对她的研究前途也充满了信心。虽然分处遥远的东西两城，但我们一直保持较多的联系，她也经常把自己的动向、困惑或者成绩告诉我。因此，对于她从进入高校到走出高校、从文学专业改换心理咨询的心路历程，我都比较了解。当然，对于她的选择，我也经历了一个从不理解到理解、从心存狐疑到肯定和赞赏的过程。

二

从毕业后在高校工作开始，峻澜的研究焦点与思维兴趣发生了更加明显的转移，她从文学的主体性越来越偏向于人的主体性，从主体性缺失的社会根源偏向于心理根源，甚至偏向于探讨人的灵魂问题，追究人的终极关怀，拷问人之存在的哲学维度。而且，这时候，她也越来越表现出一个突出的特点，即倾向于将她研究的文学问题、精神问题，与她自身的境遇、她自身的存在融为一体。比如，她毕业论文研究的是缺乏主体性的女性形象，而她突然发现自己也不幸成为缺乏主体性的女性之一员。

我一度试图说服峻澜将文学研究与自身存在区别开来，学会让工作上的庸俗琐碎感与事业的神圣崇高感共生共存。但显然，寻常之路不能解决她超常的精神需求。

在工作的最初几年中，她感觉自己远离了中文系的学术氛围，任教课程又是学院不重视、艺术生不上心的“边缘课”，没有科研团队，申请课题非常难，写论文就为了评职称，读研时好不容易燃起的学术热情在苦熬中不断消磨。她骨子里是一个堂吉诃德般的理想主义者，总想与现实搏斗。她告诉我，那几年，虽然她积累了一些结合艺术生教学特点的教学经验，但重复的备课、上课，已令其身心俱疲。理想的轮胎掉落在一个未知的路牌下，现实的小车抛锚在无尽的荒野。她慨叹自己懵懵懂懂，浑浑噩噩，而立之年不能立，工作上进不能进、退不能退，如《圣经》里所说“万事让人厌烦”。面对未来的迷茫，她甚至一度患上轻度抑郁症。

而促使峻澜决心“弃文从医”的最主要的契机是2008年的那一场灾难——汶川大地震。在给我的一封信中，她这样写道：“2008年，四川汶川大地震震醒了不少如我辈一般迷惘之人，‘心理救援’‘心理志愿者’这些新名词每天从电视广播里涌出，在概念商品词典里，‘心理咨询’从奢侈品的陈列柜被挪移到普罗大众必需的日用品货架。当时，华西医院的西南心理咨询师培训中心的‘心理咨询师’考证培训班正在热招。5月12日地震，6月，我就去华西的培训中心报名，一开始，只抱着了解自己、自我成长的心态去听课，哪知，竟踏上了一条做心理咨询师的‘不归路’。”

对于有些人来说，疾病与灾难是灭顶之灾；而对有的人来说，疾病与灾难反倒激发出潜藏于体内的创作天才，如伍尔夫和川端康成，他们一生都饱受抑郁症的折磨。

也许是为了给导师解释清楚自己转行的理由，也许是为了充分说服我，峻澜不厌其烦地诉说这一过程的艰难和必然性。比如，心理咨询师这一职业及其对于心理黑洞与未知世界的探询能力让她十分痴迷。

通过变态心理学，她方知，疯子和天才就一步之遥。作家如卡夫卡是典型的精神分裂人格，鲁迅是典型的偏执型人格，顾城有被害妄想症。

通过发展心理学，她发现，每个人成长中都有创伤事件。如易卜生话剧《野鸭》所象征的：每个人身上都有枪伤，每个人都是病人，没有完美的童年，没有完美的父母，错过了成长的关键期，你会花一辈子疗愈童年的伤。

通过咨询心理学，她醒悟，貌似正常的社会、家庭事件背后都有一些不为人知的隐痛。比如，夫妻吵架并非皆是“贫贱夫妻百事哀”，如果双方人格都不完善，就容易把对方当成理想的“父母”，女性本着找一个“新爸”，男性本着找一个“新妈”的态度步入婚姻殿堂，一年半载下来，发现“被骗”了：为什么你不多包容我一点？为什么你不多爱我一点？反复沟通无效，一方的指责型人格登场，怒吼：都是你的错，我的不幸都是你害的！家庭的世界大战瞬间爆发。试想，孩子生活在这样的家庭，每天耳濡目染，他会形成怎样的婚姻观？有确切的研究数据表明：有一个酗酒、有家庭暴力倾向的父亲，女儿成年后极有可能去找一个同样酗酒、有家庭暴力倾向的男人；另一方面，一个男孩子，他的母亲如果强势粗暴，父亲懦弱柔顺，他极有可能在成年后同样找一位控制欲超强的女性。弗洛伊德称这种现象叫“移情”。

以心理学为核心的学习与探索，帮峻澜开启了一扇新的认识世界的大门，她开始用一种全新的眼光去看这个世界。她愿意做一个孩童，在心理学领域从零生长。这些年，她买了上千册的心理学书籍，从书籍里去探究如宇宙般浩瀚无边的人性世界。东野圭吾在《白夜行》里说，世界上只有两样东西不能直视：一是太阳，二是人性。而她，却愿意直视人性，人性里有比深渊地狱还可怕的黑洞，潜意识里，也有发掘不尽的神秘能源和暗物质。

从2008年开始，峻澜就在心理咨询这个领域开始了艰难的跋涉。取得职业资格证书之后，她到心理咨询机构做了两年的实习咨询师，参加自我成长小组、情绪觉察小组、接受个人体验的一对一咨询。心理咨询师这一职业，并不如大众所认为的那么神秘莫测，要成为一名优秀的心理咨询师，关键在于：入行后，你能熬多久！

有数据统计，很多持证的心理咨询师，两三年之后就开始转行，真正能坚持到五年以上的，少之又少。原因在于，当你是一名不成熟的心理咨询师时，你不仅没收入，还要每年掏腰包去接受各种价格昂贵的培训。圈内人戏称：哪些人能做心理咨询师？有病，有钱，有闲！

过程纵然艰辛，但峻澜终于熬了过来。

从2008年到今天，她一直在接受各种专业培训，参加专业进修，也开了自己的工作室，先后接待多达几千人次的个案。这是她发给我的手记之一，不妨抄录如下：

做心理咨询师之于我，赚钱是其次，最重要的是在工作中，我会完成自我成长的功课，这也是我转型为心理咨询师的最重要的内驱力。同时，我对世界的丰富，对他人的秘密，对人性的复杂，有着如孩童般的好奇心。这份职业逼迫我一直成长，因为，心理咨询师必须先疗愈自己成长过程中的创伤，打开自己坚硬的外壳，去除内心的结，才能让情绪和能量在体内流动，把自己作为一个器皿，更好地感受来访者的情绪，与来访者共情，与来访者联结，寻找来访者问题的症结，通过各种各样新奇的技术，完成疗愈的过程。

如今，她已是颇有名气的资深心理咨询师，中国灾害防御协会专家督导师，四川心理学会应用心理专委会委员，世界卫生组织国际整体暨自然医学学会（IHNMA）注册催眠治疗师，世界卫生组织世界医学最高认证中心（WMECC）国际临床催眠治疗师，国际资质认证中心（ACIC）国际注册职业培训师，成都市作家协会会员。

这些头衔的获得不在于给她的头顶罩上了多少光环，也不在于她自己取得了多么显赫的成就，最大的意义在于，证明了峻澜已经成功地完成了转型。尤其是《城市的心灵——心理咨询师札记》的出版，意味着她同时成为一位心理治疗或者精神分析小说家。尤其在我看来，这同时也证明了，她并没有“弃文从医”，因为她又回到了文学。“文学就是人学”，只是她心目中的“人学”更多的指向精神的存在、灵魂的确证与心理世界的完整。这是一种更高意义上的“回归”。

三

从2012年开始，廖峻澜就开始构思一部心理咨询的案例小说，试图把那些年咨询的案例通过整理加工，用故事的方式向大众读者普及心理学常识，当然更重要的是可以让更多的人及早调适自我，避免陷入心理误区。但创作并非易事，这一想法拖到2017年，也就是峻澜的第三个本命年。这一年，被峻澜称为严重的“中年危机”，并产生了深深的“死亡焦虑”。熟人的病痛、亲人的死亡接踵而至的各种灾难体验折磨得她常常失眠、落泪和恐惧。

世界上很多作家之所以走上创作道路，就是因为生命中遭遇了不可承受之痛苦和绝望，峻澜的写作也缘于此：唯有创作方能对抗死亡焦虑。由此，她开始提笔写小说，一发而不可收，中篇、短篇、电影剧本等，其中，就包括《城市的心灵——心理咨询师札记》这本书。

关于这部小说，首先我想说的是，它虽然来源于作者的心理咨询生涯与工作经历，但它绝非仅仅是将奇特的心理案例改头换面，绝非单纯的心理治疗过程的记录，在本质上，它是针对广大读者的心理小说或者精神分析小说。

比如，她每篇小说叙述的原型基本都来自短程的咨询个案，也就是那种咨询次数在十次以下的个案。

相对来说，长程的案例更有典型性，更戏剧化，更有“卖点”。作者告诉我，翻看那些长程个案的案例记录表，说句让人失望的话：长程个案问题确实严重很多，但严重不代表奇特。而且，案例记录不见得让你读得下去，案例记录全是她采取的某种技术，对病人问题的新的认识，给他布置的作业，对他的某个梦境进行的分析，重复而又单调，伴随着阻抗、移情、反移情、暂停咨询等状况，是一场咨询师和来访者的不断博弈。估计，只有心理咨询师才会对这些内容感兴趣。

短程个案心理问题并不那么严重，正因为他们的问题都比较“轻”，甚至是与你我一般无二的正常人，因而更能代表广大读者的心态。这本书，作者当然不想单单写给心理咨询师等少数人，而是要写给高中生、大学生、中学生家长、职场白领、家庭主妇，让他们在审美阅读的同时，都或多或少能发现自己的影子。

其次我想说的是，这部小说的叙事形式与艺术结构独具匠心，心与心沟通的感觉化语言流程，自动散发着深刻的心灵抚慰功能。文学既是“有意味的形式”，也是“情感的形式”，在这部小说中，作者采取了三重叙述方式：以包容叙述者作为心理咨询师的热心肠，作为旁观者的理性克制，以及作为治疗者的悲悯。

第一重叙述，站在咨询师的视角去叙述个案的咨询缘起，咨询中的感想，对个案进行点评，对各种心理咨询的术语进行解释，对心理咨询过程中发生的现象进行阐释。

第二重叙述，站在旁观者的视角去俯瞰咨询室里发生的故事，以“兰馨老师”和“来访者”的对话作为每次咨询的重点部分。

第三重叙述，站在全知视角上，用生活片段和小故事的形式向读者呈现来访者的成长经历，读者一定会和这些能代表来访者成长阶段特征的生活小故事发生共鸣，从故事里读到自己，从生活片段中回想自己的成长经历，从来访者的创伤中看到自己有待疗愈的功课，从来访者的蜕变中发掘自我疗愈的资源。

这部小说的六个篇章既不同程度地展现了作者的创作理念和美学宗旨，而且也表现出各异其趣的审美个性和写作特色。

《恋爱牢笼》篇，来访者是二十六岁的女孩露西，在一次相亲中遇到自己心仪的男孩，却总是表现出不喜欢对方的样子，直到男孩真的对她冷淡下来，她又担心失去这个好男孩，陷入焦虑。她寻求心理咨询的目的是，想从咨询师这里获知：男孩到底爱不爱我。相信，每位到适婚年龄的女孩心里都有这样的小九九，有过这种小心思，很多女孩从小就被影视剧灌输了一个信条：在恋爱中，女孩不能主动，否则，一开始就输了！真的是这样吗？这部在心理咨询室上演的“言情剧”剧情如何？她的问题，和“好男人”无关。

《逆生长》篇，大虎作为被公司派驻到异地的员工，和当地同事处得不愉快，工作压力大，身体出现水土不服的症状，内心对人际关系敏感，经常有被同事排斥的感觉。如果你是公司职员，一定很能理解他的感受，也许，你会认为：有人的地方就有矛盾，这是正常的；公司内斗、分派系、利益分配不均，这是正常的。但是，大虎勇敢地迈出一步，寻求心理咨询，两次咨询帮助他解决了问题。他的问题，和“公司内斗”无关。

《一段“网恋”引起的心理治疗》篇，一位三十六岁的公交车司机俊凯陷入一段荒唐的忘年恋，爱上一位素未谋面的十六岁女孩，认识的方式是网络聊天。小说的叙述者不是要唤起“80后”读者的怀旧情结，因为“80后”读者一定都知道一本叫《第一次亲密接触》的网恋小说。这也不是什么浪漫的婚外恋，而是中年危机和婚姻危机的转移。他的问题，与“十六岁女孩”无关。

《偏执与疗愈》篇，一位家境富裕的女性水墨总怀疑丈夫要害他，而且是，伙同婆婆一起害她。她认为，她的婚姻就是一场金钱与欲望的阴谋，这不是什么豪门恩怨的传奇故事，也不是精神病人的疯狂呓语。这个个案本应该是一个长程个案，咨询几次后，她因突发的生活事件中断了治疗，也因这个事件被疗愈。由此可见，心理咨询的疗效也许百分之三十发生在咨询室，百分之七十发生在你的生活里。在咨询室，你获得了深层的领悟与认知，生活的洪流里，就会有数不清的宝物漂至你脚前。漂至水墨脚前的，看似一件可怕的生活事件构成的黑箱，打开黑箱，咨询室里的领悟与认知就开始与黑箱里的暗能量发生神奇的化学反应，最终，完成疗愈过程。

《我不是“病人”，是女儿》篇，一位在专业医院里被诊断为重度抑郁症的十八岁高中女生小丽，吃了一个月的抗抑郁药，症状反而加重。接受心理咨询三次，奇迹般“痊愈”了。迄今为止，重度抑郁症都被归为长程咨询结合药物治疗的病症。小说里的咨询师并非神医，为何会让小丽有这么神奇的变化呢？读完该篇也许会有意想不到的答案。

《“完美女人”在恐惧什么？》篇，乐婷是众人眼里近乎完美的女性，美丽，自信，高薪，家庭幸福美满。这样一位完美的女性，却主动寻求心理咨询，几次下来，咨询没有实质推进。等到乐婷真正准备好咨询了，却爆出了一个又一个“惊天”秘密。她生活在自己缔造的恐惧中，她极力要掩饰这种恐惧，极力装扮成完美的样子。乐婷这一人物形象，让人联想到《朗读者》里的女主角——曾在纳粹集中营工作过的汉娜，还有《了不起的盖茨比》里的主人公。试想一下：如果他们也接受了心理咨询，还会以悲剧的方式草草结束自己的生命吗?

书中选取这些涉及职场发展、婚恋情感、青少年厌学的案例，甚至不宜用“病态”来描述，都是每个人、每个家庭在发展阶段都有可能遇到的一些问题，极易引起读者的广泛共鸣。也就是说，这部小说不追求为奇特而奇特，不刻意追求奇谲诡异，而是力求接近当下生存世界的精神本相，更能呈现出米兰·昆德拉所说的那种“存在的可能性”。

愿峻澜在心理咨询这条路上越走越好，期待她的下一部作品。

张光芒

南京大学中文系博士生导师

目录

恋爱牢笼

我是被囚禁的鸟，

已经忘了天有多高。

如果离开这座小小城堡，

不知还有谁能依靠。

爱情来了

终于盼到周末了，为了这一天，露西再失眠一周也心甘情愿。整整一夜，露西满脑子都是大伟英俊的脸庞。我今天穿哪件衣服他会更喜欢呢？我该喷什么香水呢？这次该和他聊聊高冷的艺术……夜太长！露西感到浑身潮热，棉被搭在身上似有千斤重，起来喝了口水，倦意消退了。

六点开始化妆，为了一条围巾，把衣橱翻了个底朝天，一切都为了——爱情。

见到大伟了，他略显憔悴，可能上了夜班还没缓过神。露西站在商场门口，笑盈盈地看着他，胡乱说了几句话，有些前言不搭后语。再看大伟，他鼻翼一张一合，好像也有点紧张。

手机响了。

喂，哦，我下午没空，和朋友在一起呢。什么？晚上看电影吗？改天吧。

露西纤细的手指掐掉电话，嘴角挂着一丝掩饰不住的骄傲。她抬眼看了看身边的大伟，见大伟正望向街对面，眼神空洞，表情漠然。

哎呀，这男的是公务员，我都说了我们不合适，他还老缠着我，真烦人！不过呢，听说他姨夫是厅级干部，家境也不错。露西一边说，一边凑过去观察大伟的表情。大伟的左脸抽动了一下，从鼻子里发出低低的一声“嗯”。他的脸部线条有点硬，鼻梁高挺，下巴很方，连嘴唇都棱角分明，长长的睫毛动了一下。露西心里美滋滋的，吃醋了吧，看来是爱我的。

露西二十七岁，和大伟认识四个月，虽是经人介绍，却也一见钟情。大伟是警察，身体健硕，身高一米八二，在茶吧第一次见面，他寡言少语，一直很有礼貌地听露西吐槽公司的事情，其间，三次默默地为露西倒水。你嗓子有点哑，多喝点柠檬水，这是大伟说得最多的话。走的时候，大伟叫了辆车，把露西送回家，自己又打车回去。第二天，露西才知道，她住城东，大伟住城西，相隔三十公里。

很快，露西堕入爱河，大伟每天给她打电话、发微信，一放假，就约她出来。只是，交往四个月，大伟一直发乎情，止乎礼，从未主动牵过露西的手，更没有其他亲密的举动。每次和大伟在一起，露西甚至能感受到自己那无处释放的荷尔蒙从身体里飘出，在两人间游走，之后，又颓唐地飘向远方。

“二十七岁了，终于遇见个好男人，我真的喜欢他，但是，他到底爱不爱我？”

带着这个谜团，露西拨通了“兰馨热线”。

第一次咨询

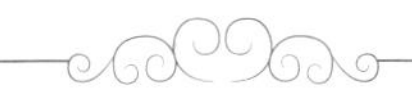

电话里，我和露西交流了十五分钟，我能感受到露西心情的急迫。她一再强调，自己从未如此投入地爱过一个人，不想错过，但是，大伟到底爱不爱他？凭着心理咨询师的直觉，我认为，问题不是爱和不爱这么简单。露西预约第二天咨询，下午五点。

第二天，下了一天的雨。五点，电话响了，是露西。

我有些事情，要晚到一会儿，对不起啊，兰馨老师。

没关系，我可以等你十分钟，我说。

五点三十分，露西来了。她身材娇小，长长的卷发染成栗红色，瓜子脸，细长的眼睛，五官很是俏丽，打扮也非常时尚，拎着一款价格不菲的皮包。

老师，你是不是要去吃饭了？露西问。没关系，先做咨询吧，但是，以后不要迟到了，我笑着说。哦，那就好，露西似松了口气，没有表示任何歉意。下面是露西的故事。

他到底爱不爱我?

露西：大学时，我第一次谈恋爱，男友是社团会长，读过很多哲学书，是我见过最博学的男孩子。但是，博学的男人是不是也薄情？他的前女友甩了他一年又找到他，要求复合，他竟然就答应了。工作一年后，结识了第二个男友，比我大五岁，家里是农村的，特别能吃苦，工作成绩也很突出，年年被评为优秀教师。但是，他很大男子主义，情感上粗线条，不懂浪漫，花钱吝啬。一次吵架后，我说，我们分手吧，其实只是试探他，他竟然答应了，第二天见我就像见陌生人一样。和他分手的三年中，我拒绝了很多男人，觉得自己伤不起了，直到遇见大伟。说实话，大伟是我见过的最完美的男人。我必须用"完美"这个词：长得帅，个子高不说了吧，不抽烟，不喝酒，无任何不良嗜好，家境也不错。他带我见了他父母，他父母人也很好，虽然不是大富大贵的家庭，但是老两口恩爱呀。他当警察，虽然辛苦，但是社会地位高呀，而且，感情经历很简单，只在大学里谈过一次恋爱。他话不多，但也不闷，他读的书不多，看完电影和我讨论的时候，还挺有思想的。还有，他事事都顺着我，脾气好。兰馨老师，你说这么好的男人到哪里去找？但是，为什么我们的关系就止步不前呢？他是不是不爱我呢？

备胎?

兰馨老师：听起来，大伟真的是一位各方面都很优秀的男孩子。你喜欢大伟，也很珍惜这段感情，但是，交往四个月了，他从未牵过你的手，确实让人生疑。你感觉他可能不喜欢你，那你认为，如果他不喜欢你，为什么又要给你打电话，约你出来，还带你见他父母呢？

露西撇撇嘴，想了想，过了许久，她才说，他可能觉得我各方面条件也不错，想找个备胎吧。说完，她的眼眶红了起来。

兰馨老师：备胎？露西，你一定不愿意做备胎吧。想一想，他除了没牵你的手，还说过什么，或者做过什么，让你产生这样的感觉。

露西犹豫了一下，顿了顿，似乎下了好大的决心。我问过他，他说他不喜欢我，露西说。她的眼泪流了出来，继续说，兰馨老师，你说我有这么差吗？我各方面条件也不错啊，为什么遇不到一个爱我的男人？

电话风波

露西：我们交往两个月后，他的朋友我基本都见过了，他朋友本来也不多，上个月，还带我去见了他父母。我没带他见我朋友，但是带他去过我家，也没提前和父母说，父母回家了，碰巧见到了他。当然，我父母都喜欢他。这么长时间，我只主动给他打过一次电话，发过两次消息，都是他主动联系我。其实，我很想联系他，只是努力压抑自己，女孩子嘛，就不能表现得太主动，否则男人不会珍惜。但是，我们第一次争吵就是因为打电话，他基本上每天会给我消息，晚上再忙也会给我一个电话。有一次，我等到十点多，他的电话也没来，我急得不行，到了十一点，我打给了他，对，唯一的一次。电话一响，他就接了，接得很快，我劈头盖脸就问：为什么不给我打电话？他沉默了一下，反问我，你为什么从来不给我打电话呢？我一听气就来了，我等你电话等到十一点，你不仅不道歉，还反问我？当时，自己情绪也没控制好，声音很大，就一直要他承认错误，这是我们第一次吵架。他后来就说了一句，我很累，睡了，明天再说，你也早点睡吧。挂了电话，我哭了很久，他不爱我，这个念头突然一下冒了出来，不行，我要求证。第二天，我给他发去消息，你喜欢我吗？他回复的是，一般。我问，你对我有不满吗？他回复，是的，有不满，第一，你从来不给我打电话，第二，你的优越感太强。

优越感？

露西一口气说完，很累。她靠在沙发上，声音越来越低，细若游丝。最后，她说，兰馨老师，我真的很喜欢他，我喜欢他，在乎他，才会和他争吵。难道一次争吵，四个月的感情就烟消云散了吗？他说我优越感太强，我哪来的优越感？我在他面前谨小慎微，步步留心，说话做事都是小心翼翼的，我从没在一个男人面前如此卑微！我如何让他喜欢我，让他爱我呢？兰馨老师，你教教我！

看到这里，聪明的读者一定有所洞察，露西口口声声说，她很爱大伟，但是如果你是大伟，你认为这个女孩爱你吗？我们来整理一下大伟和露西交往方式的差异。

大伟	露西
主动打电话，发消息	从不主动打电话，发消息
主动约会露西	从不主动约会大伟
带露西见了自己所有的朋友	没有带大伟见自己的朋友
特意带露西见自己的父母，安排家庭聚会	让大伟无意“撞见”自己的父母
未在露西面前提过其他女性	在大伟面前接追求者的电话，故作暧昧
脾气好，一直顺着露西	因为打电话的小事，和大伟爆发争吵

大伟三十岁，也到了谈婚论嫁的年龄。很明显，在他看来，露西不爱他，而且很傲慢，这就是大伟所说的“优越感”，也许，这就是大伟不敢越雷池半步的原因。只可惜，露西并未洞察，她只是单方面觉得，我喜欢你，你作为男性，本来就应该主动，你要来追求我，作为女性，不能主动，应该矜持，所以，我不能表现出喜欢你。

第一次失恋

夜凉如水。

二十岁的大学生露西一个人在操场上徘徊，月光洒在她洁白的真丝裙上，莹白发亮。她的肩膀微微发抖，听着电话，默不作声。

啪，她摔掉手机，蹲在地上大哭，断断续续的抽泣声，如一串串哀怨的音符，在操场上空飘荡。

不可以，不可以，有她不能有我，有我不能有她！露西狠狠地自言自语。

第二天，上午四节课，露西昏昏沉沉，趴在桌上睡着了。下课了，同学们都忙着收拾书包，她一个人默默地坐在座位上，似乎有心事，似乎在等待。

等了十分钟，教室门口仍空无一人，露西拿出手机，看到那个熟悉的名字，那串背熟的号码，该死！她使劲戳手机，想删除那个熟悉的号码。

晚上，露西的手机仍然没有丝毫动静，她知道，她这段维系了半年的初恋，走到了尽头。

第二次咨询

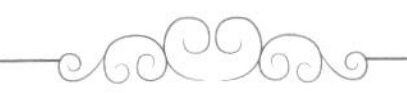

女孩不能主动

露西：那天，我问他喜欢我吗？他说一般，后来，两天他都没和我联系。第三天，我实在忍不住了，给他发了条消息，意思就是，希望他考虑一下两人是否继续交往，他没回复。又过了一天，我打了两个电话给他，电话无人接听，不知道他在执行任务，还是故意不接我电话。但是，我的直觉告诉我，他是故意不接我电话的。又过了一天，我发了条消息给他。我说，要不然我们就分开吧。半天后，他回复了，他说，随便你吧。上周的事情，就这么完了。

兰馨老师：谢谢你愿意跟我分享故事，听了你的故事，我感觉你在大伟面前，一直在压抑感情，不敢表现出“我喜欢你”，可以告诉我原因吗？

露西：是的，我确实很压抑。因为我认为女性不能表现得太主动，否则男性会不珍惜。

兰馨老师：是的，四个月来，你确实表现得很“不主动”，结果怎样呢？

露西低头不语，陷入沉思，她脸涨得通红，她捂住发热的脸，从皮包里掏出镜子，照了照，擦擦眼角，眼睛看着前方的墙壁，接着自言自语道，为什么我总是恋爱失败？我不丑，家境也不错，我会弹钢琴、跳舞，我还会做菜。为什么？

恋爱信条

亲爱的读者，露西到底错在哪里？也许你也很疑惑，也许你会说，这不就是“公主病”嘛！“公主病”泛指一些自信心过盛，要求获得公主般待遇的女性，她们在家人的呵护中长大，对人依赖，缺乏独立性，在恋爱中娇纵，缺乏责任感。但是，至少在这段恋爱中，露西并未表现出“公主病”的症状。那么，她的问题到底出在哪里？

细心的读者应该留意到，露西一直强调，女孩子就不应该“主动”，可以说，这是她的第一个“恋爱信条”，关于这个信条，我和她有这样的对话。

兰馨老师：露西，你一直告诉我，你很喜欢大伟，但是，我感觉，你在他面前戴着一张面具，这张面具上写着五个字“我不喜欢你”。所以你表现得很被动，装作不在乎他，故意在他面前接追求者的电话。

露西：我只是不愿意表现得主动，但是听老师这么一分析，好像我确实没有表现出“我喜欢他”。有一次在电话里，他说他喜欢温柔的女孩子，我马上回应，我是女汉子，温柔，好肉麻，我学不来。其实，我心里想说，如果你愿意娶我，我一定温柔可人。还有一次，我们逛商场的时候，经过珠宝店。他说，女人结婚之前，可以戴这么漂亮的首饰，应该特别幸福吧。我嘴上说，婚姻都是给不自信的人设立的，真正相爱的，不在乎一张证书。可心里却说，你是不是想向我求婚，赶快呀。现在想想，我是不是很傻？但是，我真的害怕。

露西怕什么呢？前面她说过，她认为，如果她“主动”，男孩子就不会珍惜她，也就是说，她害怕表现出爱意，因为她的第二个“恋爱信条”是：如果你发现我喜欢你，你就一定不喜欢我了，所以，我不能让你看出我喜欢你。

生活中的“露西”们

读者朋友，你一定很奇怪，露西为什么会有这样两个“恋爱信条”呢？其实，这个看似极其普通的恋爱故事，却蕴含了大量恋爱心理学的内容。露西，也许就是你身边的一个朋友——独生女，长相中上，父母的掌上明珠，家境中产，有房有车，在家乖巧懂事，在单位人缘也不错，自己薪酬不菲，还忙里偷闲培养兴趣爱好，注重生活品位，爱音乐、阅读、旅游，颇有小资情调。但是，在恋爱中却屡屡受挫，每一次真心投入，却屡屡受到命运的捉弄她，自己明明没犯什么大错，却总遭男性抛弃。“露西”们，有的就这样被“剩下”，着急嫁人时才发现，好男人都结婚了；有的伤痕累累，从此发誓不再相信爱情，不恋爱，不结婚，成为“不婚一族”。

我们再次回到她的“恋爱信条”，两条连在一起就是：如果我在恋爱中表现主动了，你就会发现我喜欢你，那么你一定就不喜欢我了。所以，我也不能让你看出我喜欢你，我也不能表现得主动。心理学认为，人的每一个信条，其产生都是有根有据，这是否源自露西之前的恋爱经历呢？

回顾旧爱

露西：我在恋爱中向来就这样。但是，前两任男友都很主动呀，主动表白，确立关系，送礼物给我，包括身体的亲密接触。老师，你的意思是说，他们弃我而去，就是因为我不“主动”？我有点理解不了。

露西皱着眉头，百思不得其解，想了一下，说，在前两任男友那里，我除了有时控制不了情绪，我没做错任何事情，都是他们的错。露西翘着嘴，像个受委屈的小女孩。

兰馨老师：是的，露西，我相信你在这两段恋爱中都投入了大量感情，爱情本身没有对错，只是最后猝不及防，分手了，这是你完全没有预料的。在分手这件事上，如果百分之九十九的责任都出在男孩子那里，你只有百分之一的责任，那么，这百分之一的责任可能是什么呢？

露西歪着头，脱口而出：如果我不那么快说出“分手”，也许就不会分，或者说，不会分得那么快。

兰馨老师：也就是说，在你说出“分手”的时候，你心里是不想分手的，或者说，你心里还喜欢他们，但是你表现出“我已经不喜欢你”了，我恨不得马上分手，结果，男友信以为真了。

露西点点头。

第一个男友，一开始只是和前女友还保持联系，露西发现后，闹过几次，然后就提出分手，男友苦苦挽留，露西表现得很决绝，心里却想，看你如何表态，你和她斩断一切联系，我才跟你好。结果，一个月后，男友和前女友复合，露西痛苦到心碎。第二个男友，情况类似。露西常常把“分手”挂在嘴上，最后一次争吵，还赌咒发誓，说狠话。后来，她一直等待男友来道歉，至今都没等到，她很后悔。因为，她本应该想到，男友的自尊心非常强，绝不肯先低头。

兰馨老师：既然还有感情，为什么你不主动挽回呢？

露西：如果我表现主动，他们发现我喜欢他们，就一定不珍惜我，不喜欢我了！

话音刚落，露西愣住了，她愣在那里，仔细回味刚才的话，似有所悟，她亲口说出了自己的“恋爱信条”。

童年记忆

幼儿园放暑假，五岁的露西被送到乡下奶奶家。

她的伙伴是一堆脏兮兮的泥孩子，每天裸着上半身，穿条小短裤在她面前晃来晃去。露西非但不讨厌他们，还喜欢和他们一起下河摸虾、泅水，当然，每次都是趁奶奶在灶房里忙活时偷偷溜出去的。

这个夏天，日头好长好长，露西的快乐，好似池塘里的夏荷。半个月后，爸爸妈妈来接她回家，露西正在后院和邻家哥哥玩苍蝇，穿着一身旗袍的妈妈小跑过来，劈头盖脸一顿骂，边骂边揪住露西的头发，把她拽回里屋。露西吓得忘记哭泣，她惊恐地望着屋里的人，爸爸、奶奶、爷爷，还有凶神恶煞的妈妈。之后，三个人吵成一团，爷爷蹲在墙角抽旱烟，“啪嗒啪嗒”，眼里有点点光亮。

奶奶吵累了，搬个小凳挡在门口。露西跟她爸姓，无论如何，是我们家的血脉，你不能带走，奶奶吼道，声音沙哑，手指妈妈。

过了好多年，露西常常想起这件事。她听到“离婚”两字在四人口里蹦来蹦去，如弹跳的皮球，最后蹦到她心里，扎根了。

她不明白，爸妈后来为什么又没有离婚。

第三次咨询

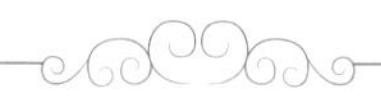

家有父母

通过前面两次咨询，露西意识到，她有一种根深蒂固的信念，深信她的爱意得不到尊重，只会受到嘲笑、蔑视，甚至拒绝，所以她害怕，宁愿眼睁睁地看着感情逝去，也无法接受主动示爱的负面结果。即使，前两任男友明确表示爱她，大伟的种种行动也表明，他喜欢她，但是，她仍然拼命压抑情感，喜欢，但从来不说，伪装成满不在乎的样子。

兰馨老师：露西，你记忆中，有向别人表达亲密，被别人拒绝的经历吗？

露西仰头靠在沙发上，整个身体被柔软的沙发包裹着，似陷进一团沙里。她望着天花板，半晌，才缓缓地说，我父母不爱我，他们谁都不爱，我恨他们。

露西：我是本地人，家境还不错，房子车子都是父母买的。爸爸说，家里就你一个宝贝女儿，一定要富养。从小我一直是个乖乖女，虽然成绩不是最好，但特会察言观色，父母常常吵架，我每次都在中间调停，一会儿哄哄妈，一会儿哄哄爸，当然，几乎不起作用。上了初中，父母照样吵，我哄也没用，就懒得理他们了。而且，我特别烦他们吵架，过得这么痛苦，离了岂不更好？他们在家吵，出门也吵，你说吃饭就好好吃饭吧，他们常常因一句话，噼里啪啦把碗筷全摔了，我妈有一次还掀了桌子。他们老说爱我，为了爱我，才在一起，但是因为他们吵架我哭过闹过多少次，一听到他们摔东西的声音，就只有躲在被窝里发抖，这叫爱我吗？我就搞不懂，每次去别人家，别人父母都有说有笑，特别和睦，我父母正常说话时都是语中带刺，讽刺挖苦，从未好好说过一句话。

露西胸口不停起伏，似在发泄积攒了二十多年的愤怒，她的脸色由白转红，嘴唇不停颤抖。

亲密关系

父母是孩子来到世界上见到的第一对夫妻，从父母的婚姻，孩子了解世界上与他关系最亲密的两个异性的交往方式：和风细雨或剑拔弩张，轻声细气或山呼海啸，亲密无间或疏远隔离。恩爱的夫妻地位平等，互相接纳，疏离的夫妻互相拒绝、排斥，甚至视若仇敌。

在露西的记忆中，她从未见过父母表达敬重和爱意，父母的“示范”导致的直接后果是露西不会用正面的方式表达情感，喜欢一个人，却故作清高冷漠，甚至营造距离来凸显自己的优越。因为清高、冷漠、高高在上，正是露西对母亲的印象，二十多年来，母亲面对父亲，从来都是一副鄙夷、傲慢的神态。儿时的记忆里，父亲有几次试着和母亲开玩笑，讨好母亲，母亲鄙夷道：有病。父亲脸上挂不住，争辩几句，母亲得理不饶人，又是一场大吵。我问露西如何看待这件事，露西回答，主动讨好人是很卑贱的事，父亲的行为让她和母亲都瞧不起。显然，她认同了母亲，用拒人于千里之外的方式来维系异性关系，而父亲主动表达亲密的方式，在这个家庭里被看轻，被鄙视。

我心目中的妈妈

> 露西：我讨厌妈妈，她强势，控制欲强，冷漠，傲慢，自我感觉超好，看不起人。我从小就暗暗发誓，我绝对不会成为像她一样的女人……
>
> 兰馨老师：露西，试着把刚才这段话重复一遍，可以吗？

露西重复了一遍，还没说完，她张着嘴，愣在那里。她眼圈微红，看看我，又看看墙上的壁画，似在回味自己刚说过的话。她感到沮丧不已。

> 兰馨老师：露西，刚才你说的这段话，听起来是不是有些耳熟？

露西点点头，又摇摇头，抬起苍白的手，捂住脸，痛苦地哭起来，哭了足足五分钟。

在接下来的会谈中，露西第一次触碰到她最不愿接受的“自我”，那个令她反感却几乎和母亲一模一样的自我。这段评语，似曾相识，从第一个男友、第二个男友嘴里讲出来过，从大伟嘴里也讲出来过。

生为女孩，你越抗拒母亲，就越容易变成母亲的样子。人的成长，就是这么诡异和撕裂。

接受母亲

我能做什么？我该怎样做？深刻的洞见一产生，露西就迫不及待要求改变。你现在能做的，就是完全接受你的父母，尤其是你的母亲，不要求你马上理解她、爱她，但是你接受她做你的母亲吗？

露西脸上露出异常痛苦的表情，她想了很久，陷入深深的回忆中。许久，她坐直身体，像是下了很大的决心。如果接受她能让我好一些，能让我的婚姻不重蹈她的覆辙，我愿意尝试一下，兰馨老师。

接下来，我用二十分钟为露西做了“接受母亲”的练习。在这个过程中，露西一直低声啜泣，多年来的委屈、愤怒、孤独、恐惧，在练习中一点点释放。她第一次接受了母亲，与此同时，她也理解了母亲。

离开咨询室时，露西回过头，低声说：谢谢老师。

我向她点点头。

尾声

结局皆大欢喜。

露西说，她愿意大伟重新认识她，和她从普通朋友做起。但是，大伟不愿意，他要做露西的最后一个恋人，好好谈一次谈婚论嫁的“俗气”恋爱。

读者可能会问，大伟的态度怎么转变得如此之快？就在一周前，他还答应“分手”呢！原来正是露西和大伟重逢后说的几句话，改变了一切。

还记得露西说的第一句话吗？

“近来可好，我每天都在想你！”

我们对比露西的第一个恋爱信条：如果我“主动”，男孩子就不会珍惜我。这里，露西勇敢地突破了自己，她主动表达了对大伟的关心和爱意。

露西的第二句话：

“上次的事情，对不起，我情绪没控制好，我真的很希望接到你的电话，如果你希望我常给你打电话，我就打给你好了。我不应该发那么大的脾气，是我不好。”

对比露西第二个“恋爱信条”：如果你发现我喜欢你，你就一定不喜欢我了，所以，我不能让你看出我喜欢你。这里，再笨的人都听得出，露西喜欢大伟，在乎大伟。她允许自己表里如一：我喜欢你。既然真心喜欢、爱着心里的他，就要感知他所受到的伤害，面对伤害，承认错误，真诚地说一声抱歉。

经过三次咨询，露西如一只被“信条”的牢笼禁锢了多年的小鸟，努力张开翅膀，挣脱绳索，冲出牢笼。她最害怕的事情发生了吗？结果恰恰相反。

亲爱的读者，你肯定想知道露西是如何做到的。答案是，她接受了母亲，才能真正接纳自己。她接受了母亲的不完美，也接纳了自己的不完美。一个接纳自己的人，知道自己最想要什么，不再惧怕伤害。

一只冲出牢笼的鸟，经受过长年被束缚的痛苦，已做好迎接风雨的准备，一旦逃脱，便成长蜕变，永远在路上。

逆生长

你是否不懈努力却被人看低?
你是否痛彻心扉却被人遗忘?

周五晚上

大虎一遍一遍地擦洗油腻的灶台，他把袖子挽得高高的，撅屁股猫腰，像是趴在灶台上。他个子太高，腰围粗壮，往厨房里一站，其他人就只得踮脚侧身才过得了。只是，今天例外。今天，“其他人”都在老李的卧房里看电影嗑瓜子，说笑的声音很大。大虎洗锅时拼命把锅铲往锅沿上敲打，制造出金属碰撞的噪音，无奈，这噪音像一颗投入深潭的石子儿，没激起一丝声响。此刻，大虎的心也像是坠入了深潭。

老李、沙沙、小美和大虎，合租一套房。白天，他们一起工作，晚上回来，大虎成了他们的“保姆”。晚上这顿饭，大家商议从外面带菜回来做，吃完后，总少不了抹桌子、洗碗、拖地、倒垃圾之类的家务活。沙沙和小美是女生，但她们从不进厨房，连抹布也不碰，说洗洁精伤手；老李，四十岁，已婚，大虎做家务时，老李有时会拿起扫帚在后面摆摆样子，然后一声不吭地把垃圾扫到厨房门口堆着，等大虎忙完了，还得重新弄一遍。

今天是周五，又是公司的周年庆，老李拿回一堆零食和饮料。而现在，大虎在干活，他们却在玩乐！不公平！不公平！！大虎在心里一声声抗议，他要罢工，他要爆发，他甚至想——辞职！

第一次咨询

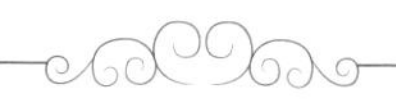

昨天晚上十点多，我收到微信留言，一位男士要咨询人际关系问题。他单身，二十八岁，山东人。很可能又是感情问题，直觉告诉我。

阳光男孩

但是，这次直觉失灵了。站在我面前的大虎，身高至少有一米八〇，体型强壮结实，国字脸，见到我，礼貌地笑笑，露出两颗虎牙。这么一个阳光帅气的小伙子，会有怎样的人际关系问题呢？俗话说，相由心生，对于咨询师来说，这句话也是对的，人的外貌在一定程度上就是其内心的向外投射。“以貌识人”，是心理咨询中一项很重要的工作。

大虎来的时候，我正和助理交代案例的保存事项，请他休息几分钟，他爽快地答应了。我忙完后，他主动寒暄，说咨询室不太好找，电梯等了五分钟，自己又去拿一次性杯子倒了水，慢慢地走进咨询室，真是宾至如归呀！

他到底有什么问题呢？我心里嘀咕着，跟着他走进咨询室。

阻抗？

> 大虎：兰馨老师，我其实没什么问题，就是想找人聊聊天，散散心，如果您能给我提点小建议，那是最好不过的。

大虎似乎明白我的心思，一上来就自证清白。

会是“阻抗”吗？大虎这段话，引起我的好奇。弗洛伊德发明的“阻抗”一词，就是指那种否认、掩饰潜意识冲突的行为。换句话说，你越说你没有问题，你的问题可能越严重。不行，不能先入为主，我努力调整呼吸，放空自己。

好的，你想聊些什么呢？我问大虎。

水土不服

今年五月，大虎从广州来到成都。来了仅仅一个月，他就感觉心里窝着一团火，去医院看了，医生说，可能是水土不服，上火了，开了一堆药。咨询一开始，大虎用五分钟描述他的“上火”症状，把药品名一个个背给我听。初诊接待时，我一般不会打断来访者，这次，我却沉不住气了。

> 兰馨老师：大虎，谢谢你的信任，刚才你告诉我，来成都后水土不服，身体不适，具体有哪些症状呢？有没有我这个心理医生可以帮你的地方？

大虎知趣地打住话头。老师，您说得很对，心理医生是解决心理问题，我刚才可能太啰唆了，大虎眼里流露出真实的歉意。他说，自己便秘，吃一点东西胃里就涨得难受，嘴里经常长溃疡，晚上失眠，以前在广州时，从没出现这些情况。最主要的是，大虎说，我老想发脾气，想找个没人的地方吼两嗓子。

身心一体

大虎所说的“上火”有没有其他原因呢？在心理学上，有一个词叫“身心一体”。我们的情绪、态度、信念会影响身体，引起生理反应，甚至，会引发生理疾病；反过来，生病或是亚健康，也会影响我们的情绪，甚至影响我们的性格。你一定有过这样的经历，患上重感冒，周身不爽，心里也堵得慌，情绪低落，意志消沉，有时会焦虑担心自己是不是患上大病，这就是身体对心理的影响。那么，大虎的“上火”症状除了水土不服，会不会与他的情绪有关？现代医学已经证明，人的大多数身体症状和情绪有关。某医院给出数据，一年之内，就诊的病人中，76%的疾病都是情绪直接导致的，最常见的就是，便秘、胃胀、溃疡和一些不明原因的身体疼痛。甚至高血压、冠心病、癌症的发生也与一些负面情绪正相关。那么，到底是什么情绪加重了大虎的“上火”呢？在这里，失眠是一个显而易见的标尺，大多数失眠的人都有不同程度的焦虑情绪。所以，我初步判断，大虎正在被一种自己都难以觉察的弥漫的、焦虑困扰着。

那么，他的焦虑何来？

男保姆

> 大虎：我们总公司在广州，我是被派到成都来的。目前呢，成都分公司有四个人，经理老李、秘书小美、会计沙沙和我。我们租住在一套房子里。平时家务都是我做，说真的，这几个月，我真像个男保姆。

大虎自嘲地笑笑，我注意到，他嘴角长了几个痘痘。

> 大虎：其实呢，做做家务也没什么，我这人就这样，我能吃亏，我妈一直说吃亏是福，我信！

大虎接着说，但是，他眉头紧锁，表现出很反感的样子——反感刚说出来的话。

> 兰馨老师：嗯，你希望通过多承担家务来获取好的人际关系，但是，你失败了，是吗？

大虎吃了一惊，眼睛直直地看着我，好像完全没料到我会说出这样的话。看着他这副惊诧的表情，我也差点怀疑自己：我说错了吗？还是说话太直？但是，这就是大虎想咨询的问题——人际关系呀。

> 大虎：老师，您太厉害了，真是神了。

大虎嘿嘿地笑了，特别开心的样子。

这像是一个正在接受咨询的来访者吗？我刹那间也有点乐了。动机和行为后果的冲突常常会引起人的焦虑，在动机上，大虎希望在一个新环境里受欢迎，获得良好的人际关系，他也做出了自己认为正确的努力。行为后果却是，他努力做了，离自己的目标却越来越远，他开始自我怀疑，这更加深了他对处境的焦虑。

暧昧关系

日前，成都分公司一共只有四人，租住在同一套房子里。四个月来，洗碗、打扫房间和其他一些零碎活都是大虎在做。我不傻，你说，到了这个年龄，谁傻嘛？这些活儿本应是四人轮流承担的，大虎说。但是，老李是领导，有权撒手不管，两个女同事年龄都比他小，也不能强迫她们做。如果我多做些家务，他们能对我好点，也值了，但是，事实并不是这样的。他心里有很多怨言。

> 兰馨老师：听起来，你在工作之外，为同事的生活确实有比较多的付出，但是人际关系不太理想，可以说说你目前遇到了哪些人际关系问题吗？

大虎嘴角往下一撇，露出不屑的表情，摇摇头，苦笑一声。老李和小美的关系暧昧，老李的孩子都上初中了，小美大学才毕业两年，是他的秘书，反正，他们这茬事，连总公司的人都知道，大虎说。

领导和女秘书关系暧昧，只能说目前的人际关系环境不是那么单纯，为什么大虎会首先抛出这个话题呢？在面谈中，来访者首先抛出的话题往往意义不一般，那么，这种“暧昧”对大虎有什么影响呢？

开车事件

> 大虎：我很讨厌小美，真的很讨厌她。当然啦，我一个大男人，说一个小女生坏话可能不那么地道，显得我气量小，但是，就因为她，老李出去开会从来只带她，不带我。

听起来，大虎把小美当成自己“争宠”的竞争对手，小美造成了他和老李的隔阂。但是，既然大虎已经打算接受心理咨询了，“争宠”不只开会这么简单，听听大虎接下来会怎么说。

大虎一鼓作气，说了好几件小事，我称它为小事，是因为确实太平凡了。

大虎是业务员，也负责驾驶。但是，老李坐车时，常指责他开得不好，不会倒车。一个月前，大虎陪几个客户吃饭，老李和小美都去了。大虎喝了酒不能开车，小美刚拿到驾照，还没上过路，老李也醉醺醺的，他就让小美开车，自己在旁边耐心指导，轻言细语，苦口婆心，一路走一路夸：开得真好呀！咱公司终于有会开车的人啦。大虎坐后排，听得气不打一处来，终于有会开车的人？我不是人？我不会开车？

第二天，小美出去办事，路不太远，她找到大虎，说想开车去。大虎正好也要出门，让小美捎他一段，小美断然拒绝，说不顺路，大虎当时脸色一沉。临走前，小美却叫上了他，说，要不你跟我一起去吧，有很多东西要拎，大虎默不作声，撒了谎，说约了人到公司，不走了。对于这件事，大虎的解释是，小美明明知道自己负责驾驶，凭什么老李夸一下她就可以明目张胆地把车开走？还让他拎东西，当他是什么？是送货员？

说这些话的时候，大虎似完全回到当时的场景里，后背蜷缩，语气委屈，还有被压抑的愤怒。

亲爱的读者，您是不是认为大虎心眼太小了，五大三粗的人，怎么心眼比针尖还小？当时，我听到大虎这样说，内心也有这种感觉，但是，咨询和一般的闲聊最大的区别是——绝对不能加以评判和论断。所以，我一直认真地听故事，不住点头，认同大虎受伤的情绪。

事情并不是表面这么简单，大虎希望得到老李的重视、关注和肯定，因为小美的存在，以及小美和老李的“特殊关系”，大虎感到受了冷落，甚至被欺负。这与我们之前说的“焦虑”有关系吗？

开车事件的发酵

兰馨老师：谢谢你的坦诚，刚才你说，老李开会不带你，指责你的开车技术，都是因为他和小美关系暧昧，导致对你的忽视甚至不公，你有被欺负的感觉。我付出这么多，对他们那么好，为什么他们这样对我？

大虎：是啊，我是觉得被欺负了。在广州时，我的人际关系很好，我就想不通，是我出了问题，还是身边这些人出了问题，我郁闷得很，很想倾诉。

接着，大虎又说了几件小事。

就在上周的一天，他向老李申请下午用车，老李表面答应，到了下午，他亲眼看见小美把车开走了。意料之中吧，自从小美会开车后，常常说说笑笑就把车开走了。老李，你是故意的吧，大虎想。

前两天，分公司想换个宽敞的办公场所，老李让大虎去房产中介问问，大虎便走路去了，路不远，就过两个街口，刚到中介门口。小美就开车过来了，停了车，她大摇大摆地下了车说，老李怕你看不好，让我也过来看看。大虎瞅瞅车，瞅瞅小美。行行，那你看，我走了，大虎说，转头要走，小美以为他开玩笑，就说，行吧，你去对面给我买杯饮料嘛，大虎一听更来气。出了门，大虎想，凭什么说我连中介都看不好？我就不走，又返了回来。回到公司，两个人都有点尴尬。

看到这里，读者朋友，您是不是觉得大虎不仅气量小，而且想太多，把简单的事情复杂化，徒增烦恼？但是，职场人际关系就是由一件件小事组成的。您也许不像大虎这么敏感，但是，应该也经历过不少人际小摩擦吧？如果您是咨询师，该如何帮助大虎呢？

您有没有发现，大虎所讲的事情，更像是两个小孩在争夺父亲的爱，或者说，两个女人在争夺同一个男人的爱。他所说的“人际关系”，几乎和工作无关，他嫉妒“小美”——对，我用了“嫉妒”这个词——嫉妒小美被老李“爱”着，他对小美的愤怒暗含一句话：凭什么受宠的是你，不是我？或者说，他和小美之间的矛盾，都是他故意挑的：我们是对立的，有你没我，有我没你！他对老李的愤怒，也暗含一句话：凭什么你爱小美，不爱我？我做错了什么？我不是家里最乖的孩子吗？

分析到这里，您想到了什么？当然，在大虎没有觉察到这些深层心理时，咨询师是不能直接告诉他的，一定要引导他自己想明白。

南方人都小气

> 兰馨老师：大虎，我也感觉你受到了一些不公平对待，能力被轻看，甚至被忽视。那么，你是如何看待这个问题的呢？

倾诉出来，大虎似乎放松了不少，他肩膀垂了下来，俯身端起水杯，喝了一口。是啊，我就觉得被看不起，你们对我有意见，直接说出来嘛，藏着掖着干吗？拐弯抹角地挤对我，是不是南方人都这么小气啊？大虎愤愤不平，话一出口，感觉不对，忙道歉，兰馨老师，我不是说您啊，刚才忘了，您也是南方人，说话时，大虎的脸有些红，嘴唇微微颤抖。

其实，在大虎说话时，我并没有露出任何表情。但是大虎真的很敏感，也许，他平时说话也是要前后掂量，谨小慎微，我用“此时此地”的技术（一种常见的面谈技术，指咨询师关注在咨询室里当下发生的事情，比如来访者的行为举止、对咨询师话语的反应和咨询师的内心感受等），小心翼翼地把这种感受说了出来。在咨询面谈中，来访者的任何反应都是有价值的信息，他和咨询师之间的关系互动更是非常宝贵却容易被放过的资源。

听了我的反馈，大虎陷入沉思。他在回味我的话，看得出，也在回味刚才讲过的一桩桩由“开车”引发的小事。

> 大虎：我想了想，好像我是有些过于敏感了，我自小就是这样的人。唉！可能事情没有那么严重，撇开开车这件事，老李和小美好像也没那么讨厌。要说做家务呢，是我主动包揽下来的，老李在家就不干活，两个女生也是被父母娇生惯养坏了的，应该也不是故意冲着我的。

经过第一次咨询，大虎意识到自己在人际关系上过于敏感，容易把一些小事夸大，把他人往坏处想，意识到这一点，他心里舒坦多了，对同事也有了更多的理解。

见义勇为

盛夏的中午，广州街头，行人撑着伞沿墙根走着。二十五岁的大虎从事务所出来，还没吃午饭，先去巷口的小卖部买了根冰棍。

天可真热啊，这阵子是打不着车的，大虎撕开冰棍纸。就在这儿乘会儿凉吧，老板是位五十多岁的大妈，说一口生硬的广东普通话。北方人？是的，在广州上班。大虎和老板有一搭没一搭地聊着，啃了口冰棍，那凉丝丝的感觉从上腭一直麻到脚跟，瞬间，又从脚跟反弹回来，直蹿脑门。只是，不再是凉，是一颗大汗珠。

这时，一个男人从巷口一闪而过，“啪啦啪啦”，是皮鞋踏在沥青路上的声音，在悄无声息的正午时分，这声音异常清晰空洞。

哎哟！抓——抓——抓住他，还我东西，一个女子撕裂着嗓子尖叫。

大虎一听，扔掉冰棍，冲出巷口，只见地上坐着一位中年妇女，地上散落了一大堆刚从超市里买来的物品，看到大虎，手指前方，小偷，偷了我的钱包！

事情很清楚，刚才那个行色匆匆的男人故意撞倒女子，抢走了她捏在手里的钱包。大虎没有丝毫犹豫，立刻朝着前方的身影追去，一边追，一边大叫：站住！

小偷一连拐了几个弯，前方是大马路，眼看他马上就要跑出巷子了，大虎加快步伐。中学时，他参加过长跑队，工作后缺少锻炼，胖了不少，小跑还凑合，狂奔一会儿就累得不行。

眼见有几个行人从大马路那头走来，大虎大叫：拦住他，小偷！

那小偷见势不妙，估计也是个新手，迅速扔下一个东西，快速消失了。大虎跑过去捡起来，正是一个皱巴巴的零钱包。

他返回去，边走边想，如果这小偷不把钱包扔了，自己还会追吗？物归原主，中年妇女一口一个“谢谢”，旁边围上来几个老街坊也一个个伸出大拇指。大虎这才感觉到，背上的衣服湿透了，双腿一直在打战。

第二次咨询

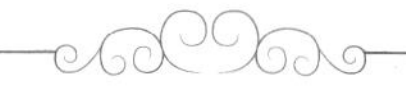

通过第一次咨询，大虎打开了部分心结，心里畅快了许多。回去几天，失眠的情况也有了很大的好转，但是，他的人际交往模式还需要做进一步调整。按照我的指导方法，一周后，大虎和老李进行了一次对话，这是四个月来大虎第一次和老李的近距离交谈。

被贬低

这次咨询的头天晚上，小美和沙沙出去逛街了，出租屋里只有大虎和老李，大虎决定和老李摊牌。我能力可能不行，过来之后一直被闲着，李经理，你能不能多给我安排一些事情啊，大虎说，边说边给老李倒茶。我到公司时也没人教啊，你也工作了一些年头了，自己要找事情做，没事呢就多看看专业书，提升业务的技术含量嘛！老实说，目前你没什么优势，总公司可能还会派人过来，到时候你就更没优势了，所以，要努力啊！老李像个长辈一样，语重心长地拍拍大虎的肩膀。这话，怎么听着这么别扭？大虎疑惑不解，想多问几句，老李的女儿打电话来了，谈话就此中断。

大虎：兰馨老师，您说这老李是在夸我还是贬我呢？怎么听上去怪怪的，总公司派人来，和我有什么关系？难道会威胁到我的饭碗？

看得出来，大虎又在凭“主观臆断”来理解老李的话。他认为老李传达的意思不清晰、不友好，有可能是在挖苦和贬低他。

读者朋友，您怎么看呢？

客观来说，大虎主动找到老李，说自己能力不行，被闲着，听起来是在自谦，是不是也在向老李表达意见，表示自己怀才不遇或大材被小用了呢？老李只是一五一十地回答大虎的问题：自己多学习，多看书，展现优势，毕竟，大虎并不是老李一手带出来的，而是总公司分给他的，说到这一层，没做到推心置腹，也算恰如其分。

但是，大虎对老李的答复十分不满，这也是他第二次预约咨询的主要原因。大虎的解释是：我的人际关系问题仍然没解决。

> 兰馨老师：大虎，你对老李的答复很不满，认为他在贬低你，可以告诉我，你希望老李怎么回答呢？

角色扮演

我觉得我能力还不错吧，大虎停顿了一下，至少比小美强，她除了嘴甜，会说话，还有什么能力？能做销售？能拉业务吗？大虎又提起小美，很泄气的样子，仿佛局面至此，已无力挽回。

> 兰馨老师：听起来，你觉得自己能力不错，但是老李不重视你，不用你，倒是很重视小美，你觉得不公平。

大虎狠狠地点点头，是啊，是啊，所以，我觉得老李应该承认我的价值，给我一点肯定，就算他觉得我笨，我开车，我做家务，没有功劳也有苦劳，你至少说声辛苦了、谢谢，我心里都会好受得多！他拍着胸脯说，显得自己很宽宏大量的样子。

> 兰馨老师：好的，那我们来做一次角色扮演，我扮演老李，你就是你自己，把你昨晚说给老李的话重复一遍。

大虎很配合，练习中，我作为“老李”，极力肯定他，鼓励他，肯定他的付出，肯定他的能力。结束后，大虎很激动。从没有人这样肯定过我的价值，我一开始很紧张，不知道您会怎么说，但是，现在好开心，感觉有点不真实啦。大虎不好意思地笑了，又露出两颗虎牙，对于我“肯定”的话语，他很受用。

存在主义式的焦虑

现在，我基本确定，是“被肯定”的需要造成了大虎目前的焦虑。

大虎主动包揽出租屋里的家务，虽然内心并不十分情愿，但他认为，我这样做了，就会“被肯定”；大虎十分反感老李和小美的“暧昧”关系，并非出于道义，而是小美抢了风头，让各方面能力优于小美的自己不被重视，不“被肯定”。来到一个新环境，大虎迫切需要在老李这里获得承认，获得肯定，其结果却不尽如人意。

亲爱的读者，您是不是想问，希望被领导肯定，希望获得一个好评价，不是每个人的心理需要吗，为什么大虎会如此焦虑呢？

这也是我要弄清楚的问题。

于是，我问大虎，老李没有肯定你，你感到很失落，甚至愤怒，如果老李肯定你了，你就开心快乐了，所以，你的快乐必须建立在被别人肯定的基础上。如果说快乐是我们每个人的权利，那么你就把这个权利交给了别人，交给了老李，让老李来控制你的情绪。

大虎一开始还在点头，等我说完，开始摸脑袋，抓头皮。好一会儿，他才自言自语，就是啊，我凭什么要让他来控制我的情绪？为什么？

是的，为什么呢？我又反问道。

每个人都希望被肯定，否则，我们对正在做的事情很容易失去意义感，甚至，迷失方向，失掉存在的价值，一种焦虑便油然而生，这就是存在主义所说的关于“存在”本身的焦虑。可以说，这种焦虑我们都经历过，大虎绝非特例，也非病入膏肓，仅仅是我们普通人中的一员，但是，他的焦虑和因焦虑带来的人际敏感超出常人，为什么呢？

原因就在于，他并未建立起完整的自我价值认同体系，换句话说，他不能、不敢，甚至不愿肯定自己。

最有价值的事情

通过咨询，大虎意识到，自己是情绪的主人，自己有权利选择健康、快乐的生活，只是，需要建立起完整的自我价值认同体系。

> 兰馨老师：回忆一下，你做过的最有价值、最有意义的事情是什么？
>
> 大虎：抓小偷！

接着，他绘声绘色地讲述了三年前他在广州街头追小偷的故事。事后，家里人都骂我是傻瓜，让我以后别那么傻了，但是我一点都不后悔，从这件事里，我觉得自己是一个有道德感的好人。大虎脸上泛着红光，十分骄傲，声音也提高了几度。这个时候，我才觉得他的内在和外表是一致的，开朗、乐观、阳光。

> 兰馨老师：真的很棒呀，你选择见义勇为，帮助了失主，警戒了小偷，自己也获得价值感，一举三得啊。除此以外，还有让你回想起来有价值、有意义的事情吗？

大虎的笑容在嘴角僵住了，他摇摇头，没有了，他回答，我一直觉得自己的价值得不到认可。

> 兰馨老师：得不到认可？是得不到别人的认可，还是得不到自己的认可？

建立完整的自我价值体系，首先是自己认可自己，认可自身的价值，这个问题我需要反复和大虎确认。

> 大虎：都没有，得不到别人的认可，也得不到自己的认可。

大虎声音很低，像一只泄了气的皮球，没精打采地瘫在沙发上，这是他一直想掩饰的痛点。

防御机制

心理学大师罗杰斯很早就说过，来访者自己最了解自己，咨询师只需要做恰到好处的引导。

我相信大虎绝非故意掩饰真相，故意欺骗我，人对自身的探索需要时间，人最难认清的就是自己。在人世间走一趟，实属不易，我们需要找各种各样的目标、理由来支撑自己，说白了，就是粉饰自己，我们需要生存下去的理由。大虎抱怨，自己能力比别人强，人际关系却不理想；抱怨老李搞暧昧，不务正业，没有识别英才的慧眼；抱怨小美仗势欺人……可以说，这些都是他的“防御机制”，他要找很多“合理化”的理由证明责任在别人，在环境。独处的一刹那，大虎心里一定有过一闪而过的念头：我没有价值，我没有能力，我比别人差，我讨厌自己。相信读者也有与大虎相似的经验，这时候，要不马上转移念头，要不沉浸其中。抑郁症的最初症状就是沉浸在自己的消极念头里，不知不觉中任其蔓延，直至这消极念头如海水涨潮一般，把自己从头到脚淹没掉。大虎选择了马上转移念头，但是，我的价值“得不到别人的认可，也得不到自己的认可”这个断言，一旦发声，就形成一首背景音乐，在大虎的无意识里随时播放。

一个不认可自身价值的人，一个常常用贬低和否定的方式对待自己的人，也很容易把他人不经意间的言语、举动看成有意的侵犯、欺负和伤害，所以，大虎为何那么敏感终于有了答案。长期处在这种情绪氛围里，能不焦虑吗？

中学记忆

大虎：可能我从小就这样吧。记得读初中时，遇到不高兴的事情，就一个人躲在宿舍里，呆坐着想几个小时。高考前几天我遭遇了一场车祸，下巴被撞破，之后，心里涌现出很多事情，一个人关在屋子里想了整整一晚上。

兰馨老师：想些什么呢？还记得吗？

大虎：记得啊，想我的家庭，我的父母，我的同学，发生在自己身上的事情，觉得自己很孤独，没有人理解我。我父母都是农民，家里穷，但是我初中就考到县城里的重点中学，大多数同学都是县城的，和我不一样，我朋友很少。从初中开始，我就觉得自己不快乐，有很多心事，有时想和父母说说，回到家，看到父母干农活那么辛苦，特别是我爸，回到家鞋也不脱的就往炕上躺，和我妈说的话题永远只有干活和钱，我还能和他们说什么？我每次问父母要生活费都战战兢兢的，总觉得我拖累了他们，是家里的负担。当然，我爸常将这句话挂在嘴边。

大虎断断续续地说出了自己的成长经历。他是家里的独子，父母在他身上寄予了全部期望。但是，在成长过程中，父母尤其是父亲和他缺少情感交流，习惯用负面否定的方式“激励”他成才。在记忆中，大虎几乎回想不起父母对自己有任何肯定的表示，成年后，他理解父母为了生存已经尽到全力，但是，自我怀疑的种子一旦播下，就很难拔除。十二岁，内向、敏感的他就走出山村，到了县城读书，虽然他学习很努力，也极力讨好同学，但是，从初中到高中，他一直都未能融入县城同学的小圈子，被排斥在外，他感到孤独、无力。虽然，他后来考上一所不错的大学，但是那种被排斥、被拒绝的阴影一直伴随着他。

移情

亲爱的读者，如果您稍稍留意，不难发现，大虎目前所体验到的情绪、目前的人际交往模式和他中学时期非常相似。

中学	现在
情绪：孤独、焦虑、不被理解、自卑、感觉被排斥、被拒绝	情绪：焦虑、不被理解、自卑、感觉被排斥、被拒绝
人际交往模式：和父母无情感交流；从不对父母表达需要；朋友少；努力学习，在同学面前证明自己；生活中讨好同学；嫉妒班上出身好、人缘好、受关注的同学	人际交往模式：周围无情感交流的对象；从不对周围人表达需要；朋友少；努力工作，在同事面前证明自己；做家务，在生活中讨好同事；嫉妒和老李关系好的小美

当我按照大虎的口述将这张表罗列出来，大虎很是吃惊，他嘴巴张得老大。他看看我，看看表，憋出一句话，我以为我长大了，但是我还停留在十二岁。

> 兰馨老师：是的，你今年二十八岁了，身高、体重、知识、学历、阅历都长了很多，但是呢，你的心智模式还停留在十二岁，你怎么看待这个问题呢？
>
> 大虎：是的，老师您这么一说，我就明白了。老李给我的感觉，有时像我爸，有时像我初中的班主任，难道，我是把老李当成我爸，或者一个严格要求我的老师？还有，我想起来了，小美给我的感觉也很像初中时一个副班长，女的，成绩不怎么好，特会来事，她自己家境好，瞧不起我们农村的学生。

大虎的思路在过去和现在穿梭。他发现，目前生活中的人，几乎都曾在他的过去以不同身份、不同面目出现过，十六年过去了，世界发生了翻天覆地的变化，而他，还是那个患有“班集体不适应症”的农村小男孩！

其实，我们每个人都不同程度地停留在过去的一段重要时间里。这段时间，因为它的不愉快而深深地烙在我们的记忆中，不知不觉，我们会把眼下的人和事与过去纠缠到一块，混淆不清。我们还会把今天遇到的某些人当成曾给我们留下深刻印象的重要他人。在心理学上，这是一种常见的心理现象——移情。也许，他们曾伤害过我们，而现在，时空相隔，他们已经无法伤害我们了，但是，只要心里的伤口还在，我们就容易把身边人臆想成对我们有伤害倾向的人。比如，年长而沉默的老李，大虎将他当作严父和挑剔的班主任；骄傲爱出风头的小美，大虎将她当作自己最不喜欢的那类人，那个特会来事的副班长。

成人之间的对话

大虎的眼睛渐渐发亮，他的回忆越来越多，伤痛的，自我否定的，被轻视的，但是，他的背渐渐挺直，诉说的同时，他渐渐意识到，自己不再是十二岁的大虎，自己是二十八岁的大虎。自己已经长大，这些回忆，今天说出来，就永远成了历史。

兰馨老师：二十八岁的大虎有没有一些话想对十二岁的小虎说呢？

大虎的情绪上来了，有些激动，眼眶微微发红。他闭上眼睛，在我的引导下，做了一次长达十五分钟的意象对话。他的渐渐从焦虑情绪中放松下来，平和下来。他理解小虎，鼓励他，肯定他，揽他入怀。在睁开眼之前，他说，那个十二岁的小虎已经长大了，我看见他了，他告诉我，他是个成年人，长大了。

大虎笑了，一抹阳光照在他的虎牙上，一股力量在他身体里涌动。三年前，他在街头追逐小偷，今天，他再次使出洪荒之力，找回那个在街头丢失的小孩——内心的小孩。

尾声

大虎不是别人，就是正在看书的您，也是正在写书的我。

每每回想起来访者的巅峰时刻，我总会感动得热泪盈眶。一花一世界，一叶一菩提。每个平凡的生命背后都有一方五彩斑斓的天地，一个五味杂陈的世界。大虎的故事也许太过平淡，没有撕心裂肺的生离死别和离奇的戏剧经历，但是，走出咨询室，他已不再是曾经的自己，他瞬间长了十多岁，这难道不是奇迹吗？

成长的冲动如被水浸泡后的种子，一旦破土成苗，就会朝着光亮奋力生长。听，那是生命的呼唤！

一段“网恋”引起的心理治疗

一切都随风而去，
记忆里开始想起过去，
是否该丢掉心中的罪，
擦干那些泪？

孤独的幽灵

开了一天公交车，听了一天喧嚣，吸了一腔雾霾。

十一月的一天，天冷如深冬。交班后，俊凯回到家已经是晚上八点多了。进门换了鞋，电视音量扎得他耳膜发疼。妻子身怀六甲，正和二姐在客厅看电视。

怎么回来这么晚？妻子的眼睛不离电视，嘴里嚼着小零食，敷衍又责备地问道。每天不都这么晚回来吗？俊凯嘟囔着。没人理他，他像幽灵一样飘回家，又飘向卧室。

我需要安静，我需要安静，俊凯心里叫喊着。他提醒过妻子很多次，自己开公交车很累，还要忍受超量噪音，回家后把电视音量开小点。当然，妻子有一套毒辣的招架方式：开车能挣几个钱？不想开车，就挣大钱去，别本事不大脾气不小的！俊凯还能说什么呢？除了“赞叹”妻子伶牙俐齿、英明正确，他只能默默收拾起碎成一地的尊严，灰溜溜地滚回卧室。

今天，昏黄的灯光下，一位陌生人请求加他微信，验证留言是：我很孤独，想和你交朋友。

俊凯点击通过，回复了一句：我也很孤独。

第一次咨询

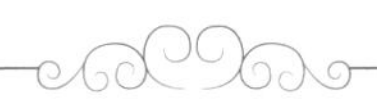

我正在给学员上课，手机响了，一个陌生的号码，我掐掉电话。一分钟后，电话又打过来，我只得关机。课间休息时，我拨通电话。喂，您好，刚才有事，不方便接您的电话，请问您是哪位？我说。

是兰馨老师吗？我已经加了您的微信，方便时您看看留言，我想找您咨询，我已经无路可走了。一个嘶哑的男声，纯正的成都方言。

我的心悬到半空。"无路可走"，这是咨询师很怕听到的话，提示你对方病入膏肓，你是他最后一根救命稻草，如果你救不了他，他可能会"演好戏"给你看……

马上还要上课，我来不及多想。

我很紧张

俊凯按照约定的时间来到咨询室。

他三十六岁，中等个子，皮肤黝黑，比实际年龄显老。外面寒风四起，他的外套却很单薄，皱巴巴的，贴在身上。他只看了我一眼，就扭过脸，目光移到别处，到哪间咨询室呢，兰馨老师？这边，我向右边指了指，请跟我来。

坐下后，俊凯显得极不自在，他环顾左右，欲言又止，把身子挪来挪去，似乎沙发坐垫让他很不舒服。

一分钟过去了，他还在调整坐姿，我静静地看着他，心里有些担忧。

我突然有些后悔来到这里，因为，我不知道该怎么开口，俊凯说。大冷天，他急得满脸通红，像出了一身大汗。

其实，这是很多来访者到咨询室后常有的反应：来之前很紧张，很兴奋，很期待；见到咨询师后，情绪突然发生变化，也许感觉咨询师和自己预想的不一样，咨询室也没有自己预想的温馨，开始担心了，万一说出秘密后，咨询师嘲笑他怎么办？

我看得出，您有些紧张。我看着他的眼睛，不紧不慢地说。

俊凯的紧张被读懂，明显轻松了许多。是啊，我很紧张，而且很不好意思，因为我的事情，唉，难以启齿，他垂下头，露出与年龄不相称的腼腆。

无路可走

俊凯遇到一个棘手的问题。他喃喃自语，我已经无路可走了。

> 俊凯：我从没做过心理咨询，这次是走投无路了，在网上看到您的号码，抱着试试看的态度拨了电话，真的，不符合我的风格。我人很内向，这件事情，没有和任何朋友说过。

走投无路？什么事情会把一个三十六岁男人逼得走投无路？我的心不由得揪紧了，仔细观察俊凯的表情。他两次试图叙述，欲言又止，面露难色，十分尴尬。

> 兰馨老师：没关系，不着急，等您准备好了再说。

我静静地看着他，时间又过了半分钟。这半分钟里，时钟的滴答声似乎变慢了，如同老人缓慢而深长的呼吸。俊凯的身子不断往沙发里陷，越变越小，一瞬间，人矮了半截。这样的静止有点让人窒息，我在等待，相信此刻，俊凯的内心风起云涌，他在酝酿一种他从未体验过的感觉，他的诉说，需要天大的决心。

俊凯的双肩抖动了一下，很细微，他抬起头来，无力地说道，我陷入了网恋，我觉得不应该，但是，就真的发生了，我都快四十岁的人了。他似乎拼尽全身力气，艰难地、一字一顿地说出这句话。

忘年恋

俊凯说出第一句话后，长长地呼出一口气，脸上绷紧的线条柔和了很多。

不过，他的眼神依然警惕，局促不安，似乎在等待我的“审判”。

> 兰馨老师：谢谢您的信任，看得出，说出这个秘密对您来说一开始有些困难，但是，您战胜了自己。如果我没有理解错的话，您的意思是，自己年龄这么大了，不应该发生网恋这样的事。您觉得很疑惑、很郁闷，还有羞耻，是这样吗？

面对紧张焦虑的来访者，当他第一次暴露自己时，咨询师一定要小心翼翼地与他共情，理解他此时此刻的心境、他的经历，接纳他，让他感觉安全。

> 俊凯：是啊，说出来好多了，我刚才真的害怕您笑我，我自己都要笑我自己，快四十岁的人了，和一个十六岁的小姑娘网恋？

看来，“网恋”对于已婚的俊凯来说，如洪水猛兽一般可怕，年龄相差二十岁的“忘年恋”更让俊凯无地自容，那么，他究竟想解决怎样的心理问题呢？

那一年的网恋

> 兰馨老师：嗯，听起来，您觉得自己不应该和一个十六岁的小姑娘网恋，您没办法接受这样的现实。但是，情感上，您又难以自拔，您觉得很矛盾，很纠结。是吗？

俊凯点点头。

其实，他在说最后一句话时，提到“十六岁的小姑娘”，嘴角露出一丝不易觉察的笑容，是甜蜜、幸福，还是自嘲？不好判断，但是，他望向窗外，似乎在回味，神往。在我看来，俊凯说的“网恋”，去掉“网”字，就是“恋”，他正陷入一段“恋爱”，被他定义为“不正常”的“恋爱”。

亲爱的读者，说到网恋，您想到了什么？二十年前，有本小说《第一次亲密接触》风靡校园，讲的就是一段有关“网恋”的浪漫故事。男女主角的爱情最终以女主角“轻舞飞扬”（病亡）的悲剧收场。在那个纯真的年代，多少痴男怨女为此书中的主角哭红双眼。近些年来，“网恋”慢慢淡出人们的视野，不再成为大众追捧的时尚生活，随之而来的是网络诈骗、网络色情、快餐欲望，上午是网友，晚上是一夜情的对象；今天是网友，明天就骗你一百万没商量。网恋的浪漫、纯洁、含蓄、虚幻，渐渐淹没在人心的急功近利之中。

网恋，还有一层意思，就是男女双方并不认识，仅仅是陌生人。他们只在网络的虚幻世界里互相爱慕。

偶遇

> 俊凯：她叫“多利猫”，十六岁，高中生，住在北方一个偏远的小县城。两个月前，她主动加我微信，说是捡到了“漂流瓶”。第一次聊天，她说，我现在好孤独啊，身边都找不到说话的人，你能陪我说说话吗？我当时下班回家，没人理我，也闲着没事，就和她聊上了。我问她，你家住哪里？你多大？你知道我多大了吗？你有没有照片？一开始打字，后来就语音，你一句我一句，瞎掰呗，不知不觉聊到晚上十点多，直到妻子叫我，才对她说“byebye”。

俊凯叙述第一次和多利猫的邂逅，云淡风轻，像在说别人的故事，他平静下来，语速很慢。

> 兰馨老师：听起来，你们的偶遇本是稀松平常的事情。有时候，我们的心事没办法和身边人说，和陌生人倾诉倒是一种释放情绪的方法。那么，后来发生了什么事呢？

亲爱的读者，您看出端倪了吗？俗话说一个巴掌拍不响，一个正值青春期的小女生，孤独苦闷，一个被工作和家庭压扁了的中年男性，寂寞无聊。这是两个孤独的灵魂在自诉心声，整天在人群里穿梭，静下来，不就为了有一个人听自己说两句话，发几句牢骚吗！不管这个人是谁，身在何处，那份相见恨晚，让你在“Ta”这里，可以短暂地做一回自己。

幸福来临

几天后，俊凯完全把多利猫忘到九霄云外去了。那个周末，他轮班，累了一天，回到家，妻子做好了饭。吃完饭，俊凯洗碗，妻子在一边唠叨，说浪费的水太多了，洗洁精没冲干净，俊凯烦了，回了一句，要不你洗吧。妻子勃然大怒，说我怀小孩这么辛苦还做饭，你洗个碗都嫌累？这段时间，他和妻子常常为一些鸡毛蒜皮的事吵架。

怀孕的女人脾气都很怪吧，俊凯说，一说话就吵，我也懒得跟她计较了，不吭声就是了。那天晚上九点，我回到卧室，看到多利猫的留言：你好几天没发朋友圈了，是不是工作很忙，很辛苦？注意休息，不要累坏了身体。我当时瞪着手机看了好久，才回想起来，原来是前几天偶遇的十六岁女孩。其实，我以前也会在 QQ 上和陌生网友聊天，大抵都是宣泄一通，用键盘把心里不敢说的话噼里啪啦地敲出来，不会再聊第二次。可是，这回遇到的多利猫却是一个特例，几天过去了，她还惦记着我。俊凯的嘴角又露出笑容，他沉浸在幸福的回忆里，像一个刚遇上爱情的少年，露出一排黄黄的牙齿。

> 兰馨老师：嗯，你在多利猫这里得到关注，虽然是一句很平常的问候，但是你感到被关心，被思念，非常温暖，你心里有一处柔软的地方被触动了。
>
> 俊凯：是的，老师，您说得太对了，我瞬间动心了，真的，可能听起来有点肉麻，但是，我一下体验到好多年都没有的感觉，我不知道这种感觉能不能称之为幸福。

无爱的婚姻

读者朋友，当您听到俊凯谈及那久违的、来自婚外的“幸福感”，您是怎么想的呢？您会讨厌、憎恶他吗？在俊凯说出“幸福”这个词时，我的心微微一颤，竟然有些许感动，像看到一个在沙漠里长久跋涉突然闻到甘泉味道的人。

他活在情感真空里，太久太久了，一滴水，浸润了他干涸的喉，也浇活了他心里早已枯死的树苗，那树苗叫作“爱”。

你再不睡觉我反锁门了，你自个儿去睡沙发，别吵着我！俊凯回复消息时，妻子在卧室粗声粗气地吼道。讲到这里，俊凯埋下头，唉，真不知道，当时怎么会跟她结婚！想不通。

> 兰馨老师：听起来，你的婚姻生活不太和谐，你的情感需要在婚姻内得不到满足。
>
> 俊凯：是啊，唉，您不知道，我老婆，唉……真的，无理取闹！我们没有感情，唉，不说她了，说了我就气，还是说多利猫吧。

读者朋友们，您可能有些不耐烦了，难道俊凯咨询的目的仅仅是倾诉吗？仅仅想告诉咨询师他这段网上恋情吗？他到底经历了什么？遇到了什么难题呢？

红颜知己

从那天晚上开始，连续几天，俊凯每天都会多利猫聊天，一聊就聊到深夜。

> 俊凯：虽然我和她年龄差距很大，但我们一见如故，和她聊天特别放松，什么话都可以说，而且她特别懂我，我工作和生活中的所有事都可以和她说，别看她年龄小，却特别懂事，很贴心。每晚下班回来，我第一件事情是就打开手机看她的留言，和她聊天是我一天中最开心的事。

说这段话时，俊凯眉飞色舞，双手不停比画，恨不得把聊天过程中的细节和盘托出。他的表现和刚进咨询室时判若两人。

我看看时间，已经过去四十五分钟，离咨询结束只有十五分钟了，俊凯还在描述他和多利猫之间的“秘密”：多利猫不喜欢她的父亲，家里有人坐过牢，有男生追她，俊凯单位里有司机和女乘客好上了，等等。

我提醒俊凯，时间不多了，你是继续这个话题，还是想从这次咨询中得到一些帮助？我说，微笑地看着这位沉浸在“爱河”里的男人。

俊凯愣住了，停了下来，看着我，茫然的眼神似乎在说，我也不知道。他陷入了沉默。

我可以抽支烟吗？俊凯显得有些焦虑，用手去掏烟。对不起，咨询室里不能吸烟，咨询结束后你可以到窗口去吸，我说。

> 俊凯：这件事说出来，我心里舒坦多了，压在心里太难受了。老师，你说得对，我确实遇到了难题，我不知道从何说起，只有下次再过来了。
>
> 兰馨老师：是的，心理咨询按照小时计费，如果你想加时，需要重新缴费，或者你考虑一下过几天再来，我想，你还需要一段准备期。

俊凯接着又说了一些关于多利猫的事情，也只是空泛地表达自己的感受。

临走前，俊凯向我道歉，说自己没控制好时间，并非不信任我，我向他解释，倾诉是释放，被倾听也有疗愈作用。他点点头说，是的，至少，今天晚上我可以睡个好觉了，心里舒坦了很多。

从一开始的紧张缄默到后来的口若悬河，俊凯叙述起“网恋”时表现出与年龄不相符的投入和忘我。不可否认，爱情不分年龄。但像俊凯这样对一个未曾谋面的“网友”怀抱如此单纯而清澈的爱慕，宛若情窦初开的少年，还比较少见。

第二次咨询

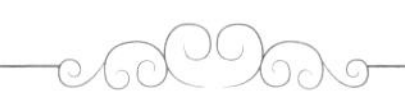

第一次咨询中，俊凯的倾诉用了整整一个小时时间，却并未说出实质问题。您会不会这样想，花几百元倾诉，太不值了，又没有解决任何问题，但是，如果您稍稍留心俊凯的工作和生活，也许，会得出和我一样的结论：职业、年龄、身份、地位只是外壳，被爱和被接纳的需要未被满足，成为他生命里的一个黑洞。俊凯性格比较内向，朋友不多，在单位里和同事交流得也少，是一个容易被忽略的可有可无的老好人；妻子怀孕后，更是主动砍掉本来就不宽的社交圈；在家里，他和妻子有明显的沟通障碍，落到无人可交、无人可诉的境地。

内心的小房子

每个人内心都有一座小房子，你是房了的主人，房子开了两扇侧门，住了一些受欢迎的客人，也住了一些不受欢迎的客人，屋外还站着一些排队的客人。你要敞开一扇门，请不受欢迎的客人出去，又要敞开另一道门，请受欢迎的客人进来。这样日复一日地流动，房子内才会充满和谐、欢乐的氛围。与人交流、倾诉、阅读、写作、旅游、运动，或者投入到某项爱好里，都是敞开两扇门的方式，让坏情绪出去，让好情绪进来。

可是，俊凯近几个月的生活中，日复一日只有重复的工作，以及工作和婚姻带来的厌烦情绪，他别无情绪出口。倾诉，在手机里向多利猫倾诉，在咨询室里向咨询师倾诉，是他的逃生之门。

热恋

俊凯预约了第二次咨询，电话里，我问他，你做好面对问题的准备了吗？俊凯说，是的。

咨询前，我做了一个设想：俊凯是否正面临离婚危机？

这次，他眼窝深陷，形容愈发憔悴，整个人瘦了一圈，额头上汗涔涔的，今天他只上了半天班，下午的班换给了同事，为了赶来咨询。

刚一坐定，俊凯急不可耐，打开了话匣子。

> 俊凯：对不起，老师，上次我没跟您坦白，我说我和多利猫只是在网上交流，就是网恋。其实，我真的爱上了她，她也爱我，我不知道怎么办才好了。

认识多利猫之后，俊凯平淡的生活活泛了起来。几个月来，两人都以兄妹相称，俊凯把多利猫当作知心朋友，多利猫也把他当成大哥哥，双方的坦诚俨然把他们变成两个透明人，用俊凯的话来说：已经毫无秘密。但是，两个月前，一张多利猫的“裸照”改变了一切。

> 俊凯：她说她爱我，我也说我爱她。从那一天起，我们互留了手机号，

开始打电话，她叫我老公，我叫她老婆，每天聊到十二点，有说不完的话。有一次，我梦到了她，半夜爬起来打电话给她，她还没睡，说想我想得睡不着，于是，我们聊了一个通宵。之后，她也常常半夜打电话给我。

俊凯的话，着实出乎我的意料。一张“裸照”改变了一切，俊凯把“裸照”视作表白和承诺。他并未见过多利猫，却毫不怀疑裸照里的女孩就是多利猫，多利猫为了爱他已经献出了自己纯洁的身体，所以，他不能辜负这份爱，他要以加倍的爱去回报。

我很想问一句：你怎么知道裸照里的女孩就是她呢？最终没有问。

热恋中的人，智商和判断力会大大下降，此话一点不假。如果我质疑他的爱情基础，除了破坏咨询关系，让他闭口，别无益处。

某种未知的情感暗流在推着俊凯，把他推到危险的悬崖边，只是，他如何评判目前的处境呢？

王子和公主的爱情

俊凯彻底疯狂了。他疯狂地爱着这个从未谋面的十六岁女孩。恋爱后，他的心年轻了二十岁，什么工作，什么妻子，什么未出生的孩子，都不重要啦。他甚至想过离家出走，到北方小城去找多利猫，然后，两人幸福快乐地过上王子和公主的生活。

做心理咨询有十年之久了，我听过很多婚外出轨故事，哭诉者往往是家里的妻子，作为被控诉的一方，丈夫鲜有主动到咨询师这里袒露心扉的，除非，因为自己的婚外恋，面临离婚危机，不愿离婚，试图挽救婚姻。

说实话，咨询师也是人，也会有自己的爱憎和道德倾向，只是为了帮助来访者，必须做到咨询的“客观中立”，也就是，不在道德上对来访者进行价值评判，但是，内心仍然会保有自己的感情倾向。面对一些极度缺乏责任感、单单受欲望驱动的男性，我会瞬间出现本能的排斥心理。但是，我会猛然意识到，这是杂念，会干扰我的判断，干扰我对来访者的理解。

但是，眼前的俊凯，不仅不让我反感，反而激起我的悲悯之心。他的讲述、他陶醉的神情、他说出“离家出走”时的坚定，把我拉回到校园的青春时代。我仿佛看到一对中学生，爱之浓烈，情之真切，不顾家长老师的反对，毅然决然为爱出走。你们太年轻了，未来，会有多少坎坷，你们知道吗？这个念头一闪而过，我差点脱口而出。在咨询师这里，任何被来访者激起的心理感觉都是咨询中的资源，我为什么会有这样的联想呢？我试着把这种感觉用语言表达出来。

> 兰馨老师：如果你想离家出走，去寻找多利猫，会面临很多阻力，这是你今天想咨询的问题吗？

薄情寡义？

是的，老师，俊凯垂头丧气，沉思片刻才说。其实，上个月我妻子刚生了小孩，如果我现在离婚，真的说不过去，但是，我实在没有办法和她生活下去。

亲爱的读者，听到这里，您是不是再也忍不下去了？妻子怀胎十月，妊娠反应，身体不适，又刚经历了分娩的痛苦，坐月子的煎熬，这个男人倒是落得个逍遥快活，精神出轨不说，还寻思抛妻弃子。是的，俊凯的话让我也很诧异。第一次咨询，他隐瞒了妻子生小孩的事情，只说妻子怀孕，可见，他非常担心把事实说出来的后果。他如此矛盾，现实中，他薄情寡义到极点，无任何家庭责任感，而在他那段忘年“网恋”里，他纯情痴情到不可思议，要为一张疑似“PS”的裸体照片负责，拼上全部感情，把下半生押注在一个素不相识的女孩身上。

人的情感，复杂到匪夷所思。在心理咨询的过程中，道德教化无任何作用。如果一位咨询师凭借本性里的善良对此时的俊凯进行道德感化，俊凯也许会承认自己的“不仁不义”，但是，他的内心不仅不认同，反而又背上一层自责的包袱，从此，他不敢信任任何咨询师，他的婚姻危机也不会因此化解，他的个人成长却因此中断。

树有根，水有源，没有无缘无故的爱，一段如海市蜃楼般的感情，何以如此强烈呢？

> 兰馨老师：听起来，你真的很爱多利猫，渴望和她在一起，因为你在妻子那里感受不到爱，但是，如果你现在从婚姻中挣脱出来，又显得太薄情，在道德上无法说服自己。所以，你很矛盾，这种矛盾给你带来痛苦，是这样吗？

俊凯的眼里泪光闪闪，他伸出粗糙发红的双手捂住脸，头埋在膝盖上，轻轻地啜泣。他在自我责备，他无法原谅自己，但是，现实中，他没办法做丈夫，也接受不了父亲的身份，他更控制不住那如潮水般汹涌的爱恋。

我轻轻说出他的内心活动，俊凯哭得更厉害了。一边哭，又一边压制，发出一声声低沉的嘶鸣，像一头受伤的小兽。

自由联想

俊凯哭了五分钟，哭声渐渐弱了下去，他慢慢抬起头，一手捂住脸，一手抓桌上的纸巾，纸巾盒有些远，他不得不站起身来。他连用四张纸巾，擦眼泪，擤鼻涕，慢慢地缓了过来。

> 俊凯：我可能有三十年没哭过了，上学后，就再没哭过，真丢脸。老师，刚才我真的没办法，没办法，我心里太苦了，我甚至想，如果我哪一天出车祸了，也许就一了百了，我真的想过。俊凯一边说，眼泪又顺着腮帮流了下来，一颗硕大的泪珠子，滴到他浅色的裤腿上。

在俊凯情绪崩溃的这几分钟，我也在思考下一步的治疗方案，如此强烈的情绪，如此炽热的情感，背后一定有一个情结。我决定用“自由联想”的方法（经典精神分析的一种心理治疗技术），让俊凯进入半催眠状态，探索他神秘的潜意识领域。

我请俊凯闭上眼睛，以一种舒服的姿势靠在咨询室的躺椅上。我请他毫无保留地说出所想到的任何事情，不要对联想到的观念有所选择或取舍，即使想到的是一些令人不快的或者无意识的思想。

俊凯开始说他的工作和家庭。他文化程度不高，高中毕业，学了驾驶，父母托了几重关系，终于在公交公司谋得一份工作。工作非常辛苦，周而复始，假期少，工资也一般般，只是图个稳定。结婚后，妻子就从公司辞职了，在网上做些小生意，赚点零花钱，怀孕后，更是在家做起全职太太。家里的经济收入全靠他。他工作努力，起早贪黑，原来抽烟喝酒，因为要给小孩攒奶粉钱，戒了烟酒，朋友的应酬也少了。他有三个目标：挣钱、生存、养家。明年还计划买一辆价位在十万元的小轿车。

一说到钱，俊凯停顿了，似乎卡在那里。

神秘女子现身

俊凯从钱联想到一个女孩，他说，一个模糊的人影在他眼前晃动。一开始，他完全想不起她的名字和面容，只是知道，这是个他很熟悉的人影，是个女孩。

俊凯：十八年前，我高中毕业，她初中毕业，农村姑娘，很清纯，很天真。

俊凯闭上眼睛，喃喃自语。

俊凯：她叫阿田，我们打工认识的。她主动追我，她说她喜欢我，爱我，要和我结婚。于是，我们好了一阵子。她人单纯，常吃工友的亏。有一次，我还给她出头，去和一个欺负她的中年妇女吵架，记得我当时很凶。后来，她说，我是世界上唯一值得她爱，可以保护她的男人。她对我很好，很温柔，她说想做城里人的媳妇，每天照顾我。天哪，我竟然完全忘了她。

兰馨老师：她是你的初恋，你们有过一段非常美好的回忆，这段回忆一直深埋在你心里，你以为忘了，其实没有忘。后来，你们怎么分手的呢？

俊凯：当时我只有十八岁，不懂事，也没钱，父母也不喜欢我找个农村女孩，我们就分手了。分手那天，好像也是十一月的一天吧，天气阴沉沉的，她哭得很厉害，说爱的是我，不是钱。但是我觉得自己也没那么爱她，我还年轻，不想那么早结婚。

兰馨老师：阿田当时多大？

俊凯仍闭着眼睛，她初中没读完就出来打工了，我认识她时她已经工作两年了，十六七岁吧。

未被满足的愿望

亲爱的读者，咨询到了这里，您是不是猜到一些线索了？

俊凯和初恋女友阿田认识时，她的年龄和多利猫一般大，俊凯会不会把初恋时纯真的爱情投射给了多利猫，以悼念自己永远逝去的纯美时光呢？

精神分析理论说的“移情”，本质上是一种“未被满足的愿望”。这种愿望被来访者压抑到心底，有时，自己毫无觉察，如果这种“愿望”特别强烈，有可能形成一种情结。此后，来访者做的种种常人不可理喻的事情都是在打开心中的“情结”，只是自己毫无意识，采取的方式也许是摧毁性、破坏性的。我们通常说的恋父情结、恋母情结就是这个道理。

国外有研究表明，一个从小和酗酒、暴力的父亲生活在一起的女孩，纵使她对父亲极度厌恶仇恨，成年后嫁的丈夫在酗酒和暴力方面的概率远远超过普通家庭的女孩。为什么？因为从未体会和享受的父爱成了她“未被满足的愿望”，未曾拥有一个好父亲是她的痛点，是她的“情结”，把酗酒的父亲“改造”成好男人是她永远实现不了的理想，而这一切，都发生在潜意识领域，移情就这样发生了：找到一个和父亲惊人相似的男人，从他那里体会缺失的父爱，并且怀着拯救和改造他的理想走入婚姻。

宇宙有多广阔，人心就有多微妙。这时，作为咨询师，需要马上做出反应，弄清楚俊凯“未被满足的愿望”是什么。

选择性遗忘

也就是说，当时的阿田，年龄和现在的多利猫一般大，由此，你有什么联想呢？我问俊凯，他慢慢睁开眼睛，眼里布满红血丝，显得非常疲惫。

俊凯：是的，老师，你不问我这个问题，我完全没做这一层联想，而且，

> 已经把阿田忘得一干二净了。初中时，我也暗恋过女孩，但是第一个女朋友，就是阿田。奇怪的是，这么多年过去了，我几乎从没想起过她。但是，在梦里，我有几次看到一个背影，当时感觉很暖，醒来后却想不起她是谁。

俊凯惊讶自己的健忘，说到“梦”，又是一副自嘲的表情，但是，从他脸上，看不到对遗失美好的眷恋。

很多人读到这里，可能会发出质疑，不是说初恋刻骨铭心吗？俊凯怎么会这么健忘？是不是在撒谎？

在心理学上，有一个词叫“选择性遗忘”，指患者对极伤心的事会忘得一干二净。如果问他，他会极力否认曾有过这件伤心事。通过催眠暗示等心理治疗之后，此种遗忘症状可以完全消失。这是一种基于心理性因素的遗忘，它的产生是由于大脑皮层功能暂时受到抑制所致，并没有器质性损害。那么，初恋时，发生过让俊凯极其伤心的事情吗？刚才，俊凯情绪失控，放声大哭，哭得像个孩子，他说他心里苦得很，恨不得结束自己的生命。三十六岁的他，体验到的痛苦与一个十六岁的女孩有关，与十八年前对阿田的记忆有关吗？

令人费解的是，俊凯“自由联想”到初恋，语气和表情竟如死水般平静。

也许，俊凯“压抑”了他的情感，当压抑成为习惯，压抑的行为就成了无意识，人会表现出对某些本来极具情感色彩的事件的异常淡漠，甚至“情绪隔离”，也就是说，自己丝毫体察不到内心的波涛汹涌。

不忍回顾的痛

我让俊凯继续对阿田和多利猫的相近之处进行自由联想。

> 俊凯：放松，她们都让我有很放松的感觉；自由，和她们聊天、做事，没有限制，自由自在，不担心说错话；成就感吧，即使吹吹牛，也不被嘲笑；真实，和她们在一起我有说不完的话，好像变得健谈，也有幽默感，我觉得这才是真实的我，在现实中，大多数人都觉得我很闷，少言少语，

我觉得这不是真实的我，我紧张时才不说话……

我瞄了一眼时间，咨询还剩五分钟，在这个环节的自由联想中，俊凯用了足足十分钟，他详细比较了初恋女友和网恋女友，从带给他的感觉，到对方的身材、长相、家庭背景、口头禅，到后来，我都有点分不清谁是阿田，谁是多利猫了。两位女孩留给俊凯的印象几乎可以用“一模一样”来形容。

俊凯暗藏的情绪渐渐被调动了出来，从最初的惊讶、纳闷，过渡到伤感，之后，他的声音渐渐低下去，眼里的光黯淡下去，脸上现出我从未见过的沧桑感。短短十分钟，他似乎老了十岁。

俊凯：老师，难道我把多利猫当成阿田了？难道我爱的只是阿田的影子？

我点点头，问道，是什么原因让你说到“钱”的时候想到阿田的？

俊凯：其实，说到钱的时候，我联想到一个词，我没有说出来，就是“羞辱”。当时，在城里买房子的人不多。阿田的母亲提出，首付款和按揭都是要男方出。我刚出来打工，父母都是普通职工，哪有那么多钱？好像，我和阿田母亲吵了一架，她母亲说了特别多的挖苦话，说什么没钱就别想睡人家姑娘……

俊凯皱起眉头，额间现出深深的沟壑，他眯着眼睛，手不自觉地挡住脸，似乎说这句话时，他的脸红了，他要用手挡住。

这些话，刺痛了你。其实，你很爱阿田，但是，阿田母亲的话，伤害了你，你恨阿田的母亲，对阿田也产生了愤怒情绪。你更恨自己，认为自己没本事，我轻轻地说道。

因着这种“羞辱感”，这种触动自我底线的“焦虑”，俊凯的心理防御机制起作用了。他压抑这种情绪，装作什么都没发生，最后，这次“初恋”事件竟在他的意识领域变得悄无声息。

人心之古怪、离奇，胜过侦探大片。这也是我痴迷心理咨询的原因。从十八岁到三十六岁，俊凯一直在努力挣钱，他换了几个打工的地方，二十二岁当上公交车司机。只是，他一直没有挣到足够多的钱，多到可以抹平他的“羞辱”。

能不能回归家庭?

这是本月第二次投诉了，经理一脸严肃地说，好自为之，钱一定是要扣的。

俊凯垂头丧气地从经理办公室走出来。冬日的太阳，总是那么没精打采，他看看窗外。此时，他心里罩了一层厚厚的雾霾，吞没了最后一丝阳光。他只觉得心往下沉，一直往下沉，沉到没有光的地方。

前段时间，他常常和多利猫煲电话粥，通宵达旦，聊得昏天黑地，日夜颠倒。匆匆睡上一小时，起来后，用两袋速溶咖啡提神，又泡杯浓茶。一次，他昏昏沉沉，一个油门，竟开过了两个站，好在车上乘客不多，两个老年人坐过了站，下车时，一直骂骂咧咧。开车十多年，俊凯第一次被投诉。后来，他怀疑自己当时是睡着了，还做了一个梦，误把后面车子的喇叭声当作了闹钟。

这次事故之后，俊凯和多利猫说，两人聊天最多到晚上十二点，年龄大了，比不得年轻人，多利猫很配合，答应了。

第二次咨询后，俊凯如梦初醒，他在谈一场云端的恋爱，虽然美好，但仅仅是在悼念自己逝去的初恋，如水中影、镜中花一样虚幻。在咨询中，通过意象对话，他亲手“埋葬”了这段初恋，一声道别，留下美好的记忆。他决心和多利猫回到最初的兄妹关系，把重点放回家庭和婚姻。决心一下，俊凯内心畅快了很多，痛，但轻松了。

俊凯逐渐减少了和多利猫的联系，电话里，彼此问候，一到十二点，就断线。多利猫似乎也觉察到俊凯的热情不如从前，几次撒娇，俊凯婉言拒绝了。这时，他想到刚满月的儿子，内心百感交集。自己是父亲了，但还没做好当父亲的准备，但是，我会当个好爸爸的。挂掉电话，俊凯默默地对自己说。

上周，俊凯出车时，多利猫打来电话，说她遇到伤心事，马上要和俊凯聊天，哄了，解释了，都没用。多利猫说，我也在公交车上，我想你，我现在难受，你不和我聊天，我就跳车，我马上就跳。说着，发来一张车厢照片。俊凯没办法，只得戴上耳机，和多利猫聊天。车里很吵，俊凯听不清多利猫的话，他提高说话的音量，生怕对方也听不清。这一幕，被一个坐在前排的乘客拍了下来，俊凯又被投诉了。

他非常后悔，回想起来，说话声那么大，估计全车人都听到他说话的内容了。

第三次咨询

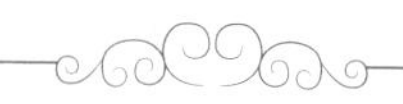

经过两次咨询，俊凯决定回归家庭，慢慢切断和多利猫的感情纽带。

我需要一个缓冲期，慢慢分手，但是，我已经想清楚了。第二次咨询结束俊凯临走时说。

但是，计划永远赶不上变化，新的情况发生了。

虽然只是未曾谋面的“网恋”，也不是说分就能分。多利猫敏感地觉察到俊凯的企图，频频以各种理由“要挟”：不接我电话我就跳车，不和我聊天我就打你家座机，不理我我就去成都找你。每当这时，俊凯又是心疼又是愤怒，但是，多利猫只要一哭，哭得足够伤心，他就心软了。好吧，好吧，没有不理你，俊凯说，每次，都以他的妥协告终。

俊凯给我打来电话，简单陈述了事情，他说，兰馨老师，我又遇到了新的问题，我摆脱不了她了。

怕的是什么?

这次咨询，俊凯提前二十分钟到达，我从外面赶回来，他已经喝了两杯水，正在翻看书籍。看上去，他气定神闲。

这次，他明显放松了很多，整个人的状态都很自然，只是，深深的黑眼圈仍粗暴地挂在瘦削的脸上。

第二次咨询，俊凯解决了最急迫的问题。原先，他为要不要抛妻弃子内疚、自责，又陷入爱河不能自拔，在自由联想的环节，他有很深的领悟，超出我的意料。后来回想，也是正常，俊凯给我的第一感觉，就是他粗糙外表下掩藏着一颗敏感细腻、情感需求强烈的心。也许，有人会认为，作为一个男性，粗枝大叶会比较好。但是，作为心理咨询师，无疑喜欢俊凯这样的来访者，感情丰富更有助于自我觉察，也能起到更好的治疗效果。

只是，处于“恋爱”中的人，理性思维本来就弱化，感情过于丰富，有时不见得是一件好事，比如，处理分手的问题。

> 俊凯：她说要跳车，要来成都找我，我怕她真做出这样的事情，她的性格，有时爱走极端，怎么办呢？

看来，单单教导他一些分手的技巧，说服他要心硬，长痛不如短痛，是无效的。朋友给出的建议大体如此，心理咨询却要去探究来访者行为背后的原因。

> 兰馨老师：如果她真的做出了类似的事情，比如打电话到你家、来成都找你、跳车，你最怕哪一件事？

俊凯不假思索地说，我最怕她来成都找我，因为我和妻子已经有了协议。

一个契机

俊凯的回答让我意外，我之前了解的信息是，妻子坐月子期间，岳母过来照顾，晚上，母女带着小婴儿睡主卧，俊凯在次卧睡，只是，这种分居状态从妻子怀孕就开始了。孩子出生前，夫妻俩还会吵吵架，现在，两人不闻不问，不吵架，也不交流。有时，俊凯看到岳母和妻子忙活孩子很疲累，想问问孩子的情况，妻子甩来一句“你也知道自己是个爸呀”！那挖苦的语气、吵架的架势、不屑的眼神，让俊凯知难而退。他知道，自己怎么说、怎么做都是多余的。在这个家，他是一个多余的人。

只是，俊凯何时与妻子有协议呢？是怎样的协议呢？前两次咨询，俊凯的情绪非常激动，问题也很急迫，对婚姻谈得不多。我也了解，要从根本上解决他的“精神出轨”，必须彻底梳理他婚姻中的问题，必要时，可请妻子来到现场，夫妻共同接受婚姻治疗。只是，来访者若无这层洞见，在头两次的咨询里，咨询师最好不要匆忙给出建议，因为，来访者对咨询师的信任感是逐渐建立起来的，在信任关系不够稳固的情况下，“超前”的建议只会让他产生被指责的抵触心理，破坏咨访关系中的信任感。此时，俊凯主动谈及“婚内协议”，这正是触碰婚姻问题的契机。

> 兰馨老师：你和妻子有协议？方便告诉我是怎样的协议吗？和多利猫有关系吗？

我有点小兴奋，一连问出两个问题，俊凯感受到我对他婚姻的关注，扭过身子，端起茶杯，喝了一大口水，停顿几秒，说，其实，上次咨询后，我就决定和多利猫做个了断，但是，我担心自己下不了狠心，就把这件事告诉了妻子。

逃离避风港

我真有点沉不住气了，从他之前的描述看，夫妻间主要是沟通出现了障碍。现在，他和妻子之间多了个多利猫，妻子会怎样想？问题岂不是搞得更复杂？这些念头在我脑中瞬间闪过，有一大堆的疑问，他为什么要告诉妻子？告诉妻子是为了帮助自己和网友分手，他考虑过妻子的感受吗？我端起茶杯，也喝了一口水，深呼吸，平静。

> 兰馨老师：你说，你把自己和多利猫的事情告诉了妻子，妻子有什么反应？

> 俊凯：她就让我和多利猫断了呗，她说，只要断了，我们就和从前一样。
> 兰馨老师：和从前一样，是什么意思？
> 俊凯：就是保持现状嘛，不离婚。

俊凯的反应很平淡，从他的述说中，妻子似乎也没有什么激烈的反应，这让我诧异。

> 兰馨老师：所以，你和妻子的协议就是，只要你和多利猫分手了，她就不和你离婚。如果多利猫来成都找你，意味着你没有和她分手，会面临离婚的危机。
> 俊凯：但是，我现在摆脱不了她了，我和她没法分手。

亲爱的读者，读到这里，您是不是也只有用“无语”二字来形容俊凯，头两次咨询，他强调自己多么想和多利猫“在一起”，甚至可以抛妻弃子。这次咨询，时隔一周，他真是翻脸比翻书还快，虽然他回归家庭的决心让我欣慰，只是，这么快而坚决的变化仅仅是一次咨询带来的吗？还是另有原因？俊凯似乎从一个名叫“多利猫”的避风港逃离出来，逃进另一个叫作“妻子”的避风港。而在几个月前，他刚从“妻子”那里逃脱，“多利猫”这场避风之旅，至少能带给他一点心理成长吧。直觉告诉我，这个案例并没有我所想的那么简单，之前，我有些低估了其复杂程度。面对一个个疑团，我决心各个击破。

咨询师太乐观了

> 兰馨老师：好的，我们先回顾一下上次的咨询。上次咨询中，你有很好的领悟，你说，其实多利猫就是阿田的影子，你和初恋做了“告别”，决心回归家庭，现在，我想请你评估一下这段恋情，你有哪些收获？你学到了什么？

学到了什么？俊凯有些不解，他没有料到我会这样发问。我想，他对我是有预设的，以为自己向妻子“坦白交代”这一事实一定会获得我的赞许，但是，此刻，我避而不谈。

> 俊凯：学到了什么？如果一定说学到什么，我想，是我太轻信人了，把一张裸照当成她本人，我没有和她视频过。有一次我提出视频，她拒绝了。现在想起来，裸照里的女孩肯定和她根本不是一个人。还有，我不会拒绝人，心软，弄得自己这段时间日夜颠倒，生物钟完全乱了，还被投诉了两次。
>
> 兰馨老师：轻信人，不会拒绝人，心软，这是你什么时候发现的？认识多利猫之前还是之后呢？
>
> 俊凯：一直都是这样吧，别人都这么说，我妈说过，妻子也说过。

看来，俊凯从这段恋情里没有任何的成长，只是再次验证了自己性格里的弱点。

> 兰馨老师：阿田与多利猫的相似，对你有什么启发？
>
> 俊凯：哦，我差点忘了，说明我需要一个懂我的女人，听我说话，尊重我，给我放松感觉的女人，这件事，我也告诉了妻子。

我有些懊丧，第二次咨询中，我对俊凯的“领悟”太过乐观，以为他有深刻洞见，意识到自己陷入一段疑似初恋的“移情”关系，不仅为了重温旧梦，也是为了逃避现实生存中的“无能感”和“羞辱感”。但是，我自以为俊凯懂了，并没有就这个问题和他做深入探讨。

看起来，俊凯从这段恋情中没有学到什么新东西，他要摆脱多利猫。精神恋爱因其神秘而诱人，他到咨询室把这个秘密说出来，那种怦然心动的“新鲜刺激”就打了折扣，自由联想再一次掀开神秘的面纱，激情自然退潮。况且，他的生活工作已经受到严重的打扰。

只是，咨询到这里卡住了，我总觉得俊凯隐瞒了一些东西，或者说，他自己也没意识到在隐瞒我；还是，我之前的分析方向偏了呢？

关于逃离

兰馨老师：所以，你发现你并不爱多利猫，你只是主动让自己去相信她，主动让自己被她控制，并且，主动幻想她是一个懂你、理解你的女孩。但是，上次咨询后，你的幻想基本破灭。这一周的时间，你发现多利猫并不理解你，你的幻想完全破灭。你只是需要一个理解你的人，并不是多利猫本人。

俊凯不住点头，是的，老师，您说得太对了，我好像是主动让自己陷入网恋的，要不，生活太没意思了。

在咨询中，我惯常用的是非指导性的技术，但是，俊凯的“迷魂阵”太容易让我失去方向了，我必须抓住一条线索，及时深入下去。

兰馨老师：所以，现在回想起来，你也意识到自己是主动陷进去的。那么，你要逃避些什么呢？人沉迷在虚幻世界里，一定是想逃避一些现实问题。

俊凯：是，我想逃避婚姻，逃避我妻子，但是我逃不了，我没办法放弃家庭和刚满月的儿子。上次咨询后我非常纠结痛苦，后来，在咨询中，我决定放弃多利猫，回归家庭。

兰馨老师：你想逃，逃不了，所以你放弃逃跑，但是并不意味着以后你就不逃了。这次回归家庭后，过段时间会不会又想逃走呢？如果你的家庭发生了一些变化，让你不再想逃走了，那么这些变化会是什么？

俊凯：如果妻子能像多利猫那样理解我，我就不逃了。

说完此话，俊凯有点不相信自己的耳朵，他说了，他听到了。但是，他自己都不相信，妻子会理解他？会吗？也许永远不会。

其实，俊凯逃避的是“责任感”，逃避成长，逃避沉重，或者说，逃避他自己心的藩篱。藩篱上写着两个词：“无能”“羞耻”。只是，目前他还意识不到。

在咨询中，很多现象背后的原因显而易见。但是，咨询师即使看到了，一次、两次、多次看到，烂熟于心，不到特定的时候，是不能说出来的，必须引导来访者自己去领悟。

逃离，是人面对困难时的本能。只是，你能逃到大洋彼岸，却逃不出自己的心，你能从一段婚姻逃向另一段感情，却逃不出“不幸福”的宿命，制造宿命的人不是命运，而是你自己。

交换条件

那么，是什么原因驱使俊凯将这起精神出轨事件告诉妻子呢？显然，不只是帮助自己“下狠心”那么简单。这是第三次咨询。治疗，才真正开始。

> 兰馨老师：现在，你想逃离多利猫，想尽快和她分手，但是你也逃不掉。会不会因为逃不掉，也放弃逃跑，重新回归网恋呢？
>
> 俊凯：所以我告诉了妻子，我把我和多利猫的事情告诉了她，只要她理解我，我就和多利猫分手。
>
> 兰馨老师：你和妻子的交换条件？
>
> 俊凯：交换条件？不是……哦，也算是吧。
>
> 兰馨老师：但是，妻子并没有履行她的承诺——给予你尊重和理解，所以，你不愿和多利猫分手。不是你分不了，是你不愿分手，这时候分手，你失去一段恋爱，你和妻子的关系恢复原状；如果不分手，你为自己的感情还保有一个出口，还能够以此条件“要挟”妻子。

我笑着对俊凯说。咨询时间过了一大半，我必须从非指导姿态上升为主动。

俊凯脸红了，他有点急，急于争辩。但是，多利猫确实影响到我的作息了，害得我被投诉了两次，我确实想分手了，俊凯说。

> 兰馨老师：是的，她影响到你的正常工作，但是，这仅仅是你和她之间的事情，为什么要让妻子牵扯进来呢？三角关系利于问题的解决吗？分手有很多方法，分手是你自己的事情，不一定要告诉妻子呀，所以，我不太理解。

俊凯低下头，我真的不知道该怎么办。我不知道该如何和多利猫分手，我先给我妈说的，我妈就让我别接电话，不理她，后来，妻子搬出去了，我妈让我去找妻子，把这个事情告诉她，让她有危机感。后来，我想，我反正也是下了分手的决心，给自己把后路断了，于是我就告诉了妻子。

咨询时，来访者常常会无意识地隐瞒一些信息，耽误咨询的进程。但是，他隐瞒的或者推迟暴露的信息，往往是问题的关键。到这时候他才说，妻子搬出去了。

大反转

一周前，也就是第二次咨询结束后，俊凯和妻子发生了口角。起因是妻子当着两个亲戚的面数落俊凯没有家庭责任感，不管孩子，俊凯为自己辩解，说，不是我不管孩子，你和你妈都不要我管呀。一场潜伏已久的大吵便以这样的方式拉开序幕，妻子抱着孩子，哭着闹着说要搬出去租房子住。俊凯的父母来了，双方家长见面，矛盾升级，各自维护各自的子女。妻子带着母亲，抱着孩子回了娘家，俊凯的母亲和大姐住到俊凯家，说是照顾俊凯起居。

如此重要的信息，把双方家庭都卷入进来的家庭矛盾，俊凯进入咨询室，直到离咨询结束还有十分钟的时间，才用一种漫不经心的语气讲出来。

> 兰馨老师：我想知道，今天你过来咨询的时候，想过讲这件事吗？还是仅仅希望和多利猫分手，请我给你一些指导意见？
>
> 俊凯：说实话，我没想过，妻子和她母亲带着孩子走了，我的生活重归宁静。现在，我妈和我姐住在我家，她们暂时又没什么事，住住也挺好的。我其实就想和多利猫分手。
>
> 兰馨老师：那是什么原因让你决定把家里发生的事情告诉我呢？
>
> 俊凯：我记得第一次咨询的时候，老师说过，咨询的时候要坦诚，敞开内心，您问到我妻子的事情，我才想起来，想起来就说了。

俊凯一脸无辜，他将逃避困难的模式发挥到惊人的程度。头两次咨询，我对他是抱有怜悯的，认为他在婚姻内的情感需要没有满足，而且，我欣赏他感情的细腻和丰富，初步把他划定为“优秀来访者”系列，容易产生显著的治疗效果。

然而，第三次咨询，我深深体会到俊凯妻子的感受。虽然，我的当事人是俊凯，我的责任是解决“网恋”带给他的心理困扰，但是，如果我是他的妻子，毫无疑问，他的无责任感、依赖、幼稚、遇事退缩逃避，以及对现实困境的极端麻木（习惯逃避就会产生麻木），也会激起我的愤怒，甚至离家出走。

百分之一的责任

是我的反应太迟钝，还是我轻信了俊凯的话，直到现在，才有拨云见日的感觉。头两次咨询中，他成功地获取我的同情，把自己叙述成弱者，辛苦工作却得不到理解，一切都是妻子的错，自己仅仅在虚幻的世界里追求一些情感满足，没犯大错，何况，还是对初恋的别样哀悼。但是，我忽略了一个重要问题：他为何没有丝毫做父亲的喜悦？取而代之的是令人窒息的沉重和压力？之前，我一直以为这种压力是妻子带给他的，现在看来，这正是俊凯不愿意长大、不愿意承担责任的最好证明。从第一次咨询到十分钟前，他一直避重就轻，他从现实逃到网络，又从网络逃到咨询室。在咨询室，他获得关注、理解、接纳，他满足了情感需要，却不愿意去触碰摆在他面前最棘手的家庭矛盾。

从这个意义上来说，俊凯的心理年龄停留在十八岁，和多利猫一般大。在咨询室里，在我面前，他只愿意自己是十八岁，没有家庭，没有妻子，没有孩子，只是在和我倾诉小儿女之间分分合合的事情。

他在我面前的表现完全就是一个孩子，一个没有主见，没有独立思考的未成年孩子。

那么，我在俊凯心目中的角色是什么呢？我深深怀疑，这时的俊凯，已经对我产生移情。

兰馨老师：听起来，在和多利猫的关系里，你感到无助，不知如何处理，你告诉妈妈，让妈妈帮你拿主意，妈妈让你告诉妻子，你认为妻子在这件事情上负有责任，帮你分手，做第二个理解你的“多利猫”。我的感受是，你在这件事上，有些过分依赖妈妈和妻子。如果分手这件事百分之九十九都是妈妈和妻子的责任，你只承担百分之一的责任，那百分之一的责任会是什么？

俊凯静静地听着，他在思考。只承担百分之一的责任，我现在能想到的就是找老师，让老师给我指导意见，俊凯说。

兰馨老师：所以，妈妈和妻子并没有帮到你，所以，你把改变的希望寄托在我身上，你希望我给你指导意见，帮你负起最后百分之一的责任，这样一来，你就不用承担任何责任了。

我语气有些严厉，一边说，一边仔细观看他表情的变化。

俊凯沉思良久。他手托腮帮，说出这么一句话：我确实很怕，我怕我做不好，我怕我把事情搞得越来越糟，有时候，我也希望自己负起责任，但是我很怕。

两代人的命运轨迹

死亡、责任、生命的无意义感、孤独，是存在主义心理治疗关注的几个重要问题，也是人之为人必须面对的存在局限。存在主义心理治疗大师欧文·亚隆认为，很多来访者之所以陷入心理问题的泥潭，一个重要原因是，他们不愿意承担生活的责任，一旦他们意识到自己在某个方面上负有改变的责任，治疗效果会有飞跃性提升。但是，让来访者完全意识到这一点并不容易，因为习惯性逃避责任是他们自小形成的心智模式，是问题的根源，也给他们的生活制造了诸多麻烦。而且，即使是普通人，也会倾向于躲避生活的沉重，这是人的存在使然。心理咨询中，最难解决的不是心理问题本身，而是人性。

俊凯把我移情为他理想的“母亲”，一个善于倾听，温柔、接纳、包容、理解他的母亲，一个他可以依赖的、信任的、为他出谋划策的“母亲”。其实，这在咨询中并不少见，尤其是一些自小缺爱的来访者。当然，受到来访者的信赖，对于咨询师来说，是一件幸福的事情；但是，强烈的“移情”，本身又带出来访者在成长过程中缺失的需要处理的症结。

> 兰馨老师：这种怕的感觉你并不陌生，可能在你幼年时就已经感受到了，你做事，总会有人说你做不好，指责你，所以你怕。以后，即使你想去做一些事情，耳边总是有人在说话，发出贬低你的声音。所以，你做事缩手缩脚，后来，干脆放弃了属于自己的那份责任。

咨询时间还剩五分钟，我想，我需要采取主动的姿态，去解释俊凯的心智模式，我不太确定自己的解释俊凯是否会照单全收。但是，从心理学理论上讲，人的某种深刻的、影响他行为的情绪，如一道影子，从小就跟着他了，是他的“熟悉的陌生人”。

> 俊凯：是的，在我的记忆里，我爸很懦弱，钱挣得不多，家里什么事都做不好，我妈一直数落他，而且说话很难听，我爸就忍气吞声。我妈是很能干的一个女性，就是爱挑剔，脾气不好。我是家里最小的儿子，她对我比对我姐好，我姐在家要干很多家务，我妈不让我干活，但是，只要我闹腾一点，做错了一点事情，我妈就大发雷霆，骂我和骂我爸一样。好像，只有我乖乖地坐在凳子上看电视，什么都不做，她的心情才好点。

这次咨询结束了。俊凯发现，他对母亲的惧怕与他对妻子的惧怕非常相似，妻子爱挑剔、指责的毛病和母亲也如出一辙，而他，也一如在家中没有地位的父亲一样，走上和父亲一样的命运轨迹：婚内精神出轨。两代在家中女人那里感受到“无能”“羞耻”的男性，表现出一样的懦弱无能，一样的不负责任，或者说没法承担责任——个体的责任、家庭的责任。

人之存在局限，家庭成长之痛，让俊凯形成了习惯性逃避人格。他说，他摆脱不了多利猫，是因为他内心对亲密关系的“惧怕”。“惧怕”推动着他把解决问题的重任推给母亲，又推给妻子，最后推给咨询师，而真正能解决问题的，只有去除掉“惧怕”的自己。

他订下了一个分手计划，预约了第四次咨询。

愤怒的妻子

结婚一年后，亚萍辞掉公司文员的工作，与朋友合伙租下一个小铺面，又在淘宝上开了家网店。丈夫开公交车很辛苦，又只能拿死工资，以后有了孩子，自己需要有更多的自由时间，干脆从现在开始准备。

门店生意惨淡，有时候，一周就几个人光顾，撑不下去了。半年后，亚萍开始在家全职做网店。她的时间越来越自由，俊凯却越来越忙，晚上八九点回家，一回来，就钻进卧室。亚萍感到越来越寂寞，丈夫回不回家，她的生活都一样的冷清。他们的交流越来越少，睡在一张床上，半夜醒来，亚萍常常有身处异乡的感觉。

有一天，俊凯一进屋，手机就响了，他进到卧室接电话，一说就半个小时。亚萍忍无可忍，她推开门，丈夫也挂掉了电话。亚萍走过去抓起俊凯的手机，质问道，什么人打来的电话，你这么鬼鬼祟祟的？俊凯一脸无辜，保险推销员，他低声抗辩。亚萍不相信，把电话重拨回去。喂，传来甜美的女声。亚萍吼道，你是在推销保险还是勾引男人？对方被吓得不敢说话，几秒后，说了声，有病，挂了电话。

管她是谁！她是保险推销员，也是个女的，她推销保险，她也可以推销她自己呀，你凭什么关着门和她说那么久？亚萍和俊凯大吵了一架，又哭又闹。她和俊凯是经人介绍认识的，认识俊凯时，她已经二十八岁了，急着要找个稳妥的男人把自己嫁出去。俊凯人老实，工作也比较稳定，虽然不懂浪漫，有点木讷，但应该可以在一起过日子。两人认识不到一年就结婚了，婚后，亚萍很快发现，她和俊凯的交流有很严重的问题，问题出在哪儿，她也说不清，就是对他有莫名的愤怒，老想吵架。他不在家，亚萍感到寂寞；他在家，说话做事，她都想和他吵；他不说话、不理自己了，她更想和他吵。

不是我疯了，就是他有状况了，亚萍这样对自己说。有一天，她感到心慌，总觉得俊凯今天不是出车，是出去会某个女人。她打电话给俊凯，一开始电话没接，她就拼命打。电话接通了，俊凯非常不耐烦，说自己在开车。亚萍说，你按几声车喇叭，证明你在开车，俊凯就按了。此后，亚萍常常以这样的方式查岗。但是，频繁的查岗并未减轻她对俊凯的怀疑和愤怒，他们的关系越来越冷漠，如同生活在冰窖里。

第四次咨询

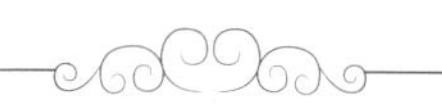

上一次咨询结束后，我要求俊凯和妻子一起接受咨询。

她不会来的吧，俊凯有些慌乱，说道。你把我们这次咨询的经过告诉妻子，我相信她会同意过来的。

俊凯仍执着地认为，他目前的问题是和多利猫分手。他愿意按照分手计划里所承诺的：感谢多利猫几个月来的情感陪伴；向多利猫说明自己对家庭的感情，给多利猫以祝福，自己会记住这一段情感，并得到成长。他还自己设定了一些行动细节。第三次咨询结束后的当天，他通过邮件发给了我。

五天后，他给我发来消息：虽然很难过，但是也轻松了，我和她达成一致，不再联系了。我告诉妻子，她也搬了回来，我们决定明天过来咨询。

他必须改变

成都的十二月，和往常一样阴冷。

上午九点，门铃响了。我正在咨询室里翻阅之前的咨询记录，助理开了门，我听到俊凯的声音，而我，正好翻到他的来访记录，上面详细记录了我对前三次咨询的感悟和总结，以及下一次咨询的思路。助理叩响我的门，我打开门，俊凯和一个矮小的女性站在门外，我把他们请了进来。

俊凯的妻子亚萍，三十二岁，身材微丰，穿一身职业装，脚上蹬着松糕鞋，头发乱蓬蓬的，眼里尽是疲倦，看得出，她出门前的着装是精挑细选过的，不愿别人看出她的主妇身份，可是，搭配上有点违和感。

亚萍有些局促不安，走到沙发前，她略迟疑，俊凯挪来一张椅子，与她并排坐下，她才放心大胆地坐到沙发上。她的眼睛骨碌碌地四下转动，目光扫过室内每一处陈设，当然，也包括我。俊凯注视我的眼神有点尴尬，我会意地点点头。经过三次咨询，我和他似乎已经“结盟”，但是我很清楚，这种“结盟”关系会破坏我对这对夫妻所持的“客观中立”的态度，所以，我必须小心谨慎。我将目光移到亚萍脸上，微笑着看着她，内心却高度警惕。

沉默持续了一分钟，俊凯透露出不安的神情。他默不作声的背后是否有一个商定：今天的咨询，请亚萍唱主角。

我按捺住打破沉默的冲动，继续向亚萍点头示意。也许，我的亲和力通过了她的第一关面审，她身体往前倾，想要有所表达。

> 亚萍：是兰馨老师吧？他前几天告诉我他在做心理咨询，我也不知道他在你面前说了我多少坏话。今天，我愿意和他一起过来，说明我可以既往不咎，但是，他必须改变，否则，这日子没法过了。

话还没说话，亚萍的声音便哽咽了。话音刚断，豆大的泪珠就从她面颊上掉落，她拿起纸巾，抽泣起来。

夫妻治疗的独特性

夫妻治疗和个体治疗的不同之处在于，个体治疗时，我只需要关注来访者的个体反应、内心感受，思考作为个体的他，心理问题的成因；但是夫妻治疗的关注点可以用错综复杂来形容。比如，亚萍对婚姻的感受，可能来自她自己的原生家庭，也可能来自她的个性和情绪反应模式，也可能来自俊凯的一贯行为，还可能来自她目前的人际关系，等等。一个小时的咨询，如何能兼顾亚萍和俊凯呢？一个有效的方法，也是夫妻治疗里常见的方法，让夫妻在咨询室进行对话，发现他们在沟通中常用的表达模式，指出问题，并现场进行指导。

亚萍说完第一句话，用纸巾捏住鼻子，一阵啜泣后，又开始沉默。我面向俊凯，你听到妻子刚才说的话了吗？我问。俊凯露出焦躁的表情，点点头。她说的是什么？你理解她话的意思吗？我继续问俊凯。他嘀咕一句，就说我不好，都是我的错，平时她经常这样说。

俊凯的声音虽小，却极具攻击性。亚萍放下手，猛地侧过脸去，眼睛瞪得老大，眼神里充满怨恨与仇视。她的手微微发抖，呼吸急促，过了几秒，她白了俊凯一眼，深吸一口气，似乎在压住胸口的活火山。但是，刚才的举动已经耗尽了她所有的能量，她拼命摇头，身子缩成一团。俊凯显然被妻子的举动吓着了，换在平时，这一定是吵架的前奏，他难堪地笑笑，似乎在自嘲。

> 兰馨老师：俊凯，妻子刚才的话你没有理解对，她的原话是怎么说的，你可以重复一下吗？

俊凯不敢出声，他看看妻子缩着的后背，抖抖索索地说，她说，我可能在你面前说了她的坏话，但是我没有呀，是说了一些事，但不是坏话。

> 兰馨老师：现在不是评判妻子的话，你只需要重复她的原话，你还记得她说了什么吗？

俊凯傻傻地摇摇头。和很多丈夫一样，面对唠叨的妻子，他已成功地让耳朵长出一层茧子，做到充耳不闻。

沟通问题

这对夫妻的沟通出现了严重问题。妻子带着指责的口吻说出一句话，她想表达的是我很宽容，我能容忍你的网恋、你的精神出轨；我也愿意改变，和你一起来接受心理咨询，因为我太痛苦了，你伤害了我。客观讲，妻子的话里虽然有指责，但是传递了不少积极信息。然而，俊凯接收到的信息是你又在故伎重演，你又在贬低我，你又在误会我。想必，这是他们在生活中一贯的沟通方式：妻子无法用建设性的沟通方式表达不满，丈夫也无法用共情性的沟通方式听到积极信息。

这时，我将亚萍的原话完整地重复了一遍。我问亚萍，这是你刚才对我讲的吗？她点点头，头往上抬了一些，用余光看我，说，老师，您应该知道吧，我的孩子刚满月，他一点都不管……话音未落，她又忍不住拿纸巾擦眼泪，她的痛苦积压了太长时间。

我内心百感交集，为亚萍，为俊凯，为一个刚来到世上的婴儿。

我请俊凯把我重复亚萍的话再重复一遍，面对亚萍，看着她的眼睛。

> 俊凯：你说，我可能在兰馨老师这里说了不少你的坏话，你说，你对以前的事情既往不咎，你说我必须改变，否则日子没法过了。

我请俊凯问亚萍，他理解的是否全面。亚萍点点头，抹抹眼泪，差不多吧，她说。

我请俊凯把这句话再说一遍，妻子这句话你理解了吗？你是怎么理解的？

俊凯看看妻子，缩手缩脚，似乎怕犯错，我鼓励他说出来。我理解的是，她原谅了我，她很痛苦，她在乎我们的家，他说。他说得很慢，一字一顿，每个字词都很小心，一边说，一边仔细体会。

亚萍“哇”的一声大哭起来，俊凯受到内心情绪的牵扯，他抚摸妻子的背，轻轻地拍拍，说了一句，对不起。亚萍哭得更厉害了。

一个女性，刚经历过分娩，又遭遇家庭纠纷，多少会有产后抑郁，咨询给她提供了一个情绪疏通的管道，让她在这里尽情宣泄。这时，咨询师即使不做任何干预，宣泄后，她的身心机能都会有大幅好转。

建设性沟通

萨提亚的家庭治疗理论最关注的就是家庭成员的沟通模式，观察夫妻在咨询室现场的沟通方式，逐句逐句让双方彼此达成理解，是一种比分析、解释性咨询更快捷有效的咨询方法。一个人，只有被理解，才愿意继续敞开自己做深度交流。重复，是理解的第一步。

亚萍开始罗列俊凯的种种不是，那种怨恨、苦毒、高高在上的神情又出来了，我中断了她。

> 兰馨老师：我能够理解此时此刻你回想往事时的愤怒，但是，我们今天是来解决问题的，所以，我们用一种解决问题的句式来帮助俊凯改变，好吗？

亚萍不解地看着我，活生生地咽下一串刻薄的词句。

> 兰馨老师：解决问题的句式呢，也很简单，我们试几次就学会了。当你说一件事情的时候，你看着俊凯的眼睛，说，我看到，我想起，后面就是你要说的事情，但是，一直用第一人称“我”；这件事带给你什么感受，你就说，我感到，比如，我感到很愤怒，我感到被忽略，等等；最后，你说，这些都是我自己的情绪，我需要你帮助我，因为我自己解决不了，然后，说出你需要怎样的帮助。

亚萍更加疑惑，她没有理解，于是，我找来纸笔，把句式的开头写了出来，请她在后面做“造句”练习。她看了半分钟，说，老师，为什么我要说“这是我自己的情绪”呢，明明是他带给我的。我想，再做解释，可能就陷入一大堆理论里，我请亚萍先按照这个句式做尝试性表达，说完后，看看俊凯的反应，再做调整。

亚萍：我实在说不出来，要不，我先写下来，然后照着念吧。

我点点头，亚萍便拿起笔，专心致志地在纸上写起来。我请俊凯也拿起纸笔，按照相同的句式写出自己想对妻子说的话。

五分钟后，亚萍写完了第一句，我请她与俊凯相向而坐，凝视对方的眼睛一分钟，然后，亚萍念了出来。

亚萍：我看到你一回家就缩进卧室，不说一句话，我感到被忽略，被轻视，我感到很愤怒。我知道，这些都是我自己的情绪，我需要你的帮助，我解决不了，我需要你回家后给我一些关心，陪我聊聊天。

说完后，亚萍大大松了口气，她抬起头，望着俊凯。我请俊凯把亚萍的话重复一遍，直到亚萍确定他听懂了自己的表达，然后，用相同的句式回应自己的感受。

俊凯试了好多次，终于能比较准确地表达了。

理解的开始

俊凯：我看到你和妈妈在家带小孩很累，我也很想帮忙，很想关心你，但是每次我做事，你都说我做得不好，我感到很羞愧，也很愤怒，也觉得你不理解我上班的辛苦。但是，我知道，这都是我自己的情绪，我需要你的帮助，我解决不了，我希望我做家务的时候，你不要在旁边指责我。

我请亚萍重复俊凯的话，重复几次，直到俊凯表示亚萍完全理解了他。亚萍需要的是俊凯的关心，俊凯需要的是亚萍在小事上的包容。在这一点上，双方就关心和包容这个话题说出自己的观点，自己是如何做的，但是，事实结果是，对方都没有感受到被关心和被包容。

一个小时的时间很快就到了，我一直在指导夫妻二人的沟通。沟通之前，亚萍对俊凯的核心评价是“不关心家庭，不负责任”，沟通之后，亚萍在重复俊凯的表达中说出了“你不敢说话，不敢做事，你怕承担责任，你怕犯错”，俊凯在第三次咨询中，对自己“逃避责任”的模式有很深的洞见，在沟通的时候，他也心平气和地说明了原因，自己的原生家庭、儿时与父母的沟通方式；俊凯一开始，对亚萍的核心评价是“不理解人、不温柔、爱发脾气、爱指责”，在重复亚萍的表达中说出了“你没有安全感、你被忽略、你不信任我，你很孤独”。亚萍说，我有时候贬损他的话是有些过分，但是我就想他能给我个回应，哪怕说点假话，哄哄我。我说他挣不到多少钱，其实想表达的是他应该珍惜我，应该多关心这个家，并不是真嫌弃他。但是他一声不吭，我就更生气，生气的时候说出的一些话，事后想想也挺后悔的。亚萍从未接受过心理咨询，但是，在一次次的沟通练习中，她敏感地觉察到，自己对俊凯的“愤怒、轻蔑”背后有积极的信息，那就是对情感的需要，但是，她的表达方式却把俊凯越推越远。

双方就之前的“女保险员”事件和“多利猫”事件都做了深入沟通。亚萍了解到，正是她的“不安全感”，使得两人刚步入婚姻生活，内心就被罩上一层“怀疑、不信任”的阴影。俊凯在外被监视，在家被控制，内心堆积了很多不满。他不善于表达，以为只要少说话就能万事大吉，少做事就少犯错，却又被亚萍理解为冷漠、没有责任感。亚萍的数落，让俊凯心生惧怕，滋长了他的逃避倾向，他逃向网络，逃向家人，俊凯和多利猫的一段“网恋”只是他寻求倾诉的感情通道。

> 亚萍：我觉得他很幼稚，快四十岁的人了，和十六岁的小女孩搞网恋，我不是生气，我是觉得好笑，他还正儿八经地去告诉他妈妈。
>
> 兰馨老师：我知道你希望俊凯变得更成熟、自信，和家人“断奶”，现在，只有你能帮助他变成熟。理解就是爱，倾听就是疗愈。一个人，只有在他觉得安全的时候，他才愿意成长，他被理解、被包容、被倾听，他才会觉得安全。今天的对话，你感觉俊凯成熟一点了吗？

亚萍望望俊凯，俊凯嘴唇抿成一条缝，眼神里满含期待。

> 俊凯：今天，我的心里话第一次被你听到，我觉得很舒服，很开心，我从来没想过，我们也可以这样沟通。

亚萍回转头，眼角有些湿润。是的，他今天对我也多了很多理解，而且，他也愿意和我交流了，我觉得他成熟了。

十二月的成都，天气依然阴冷，这对夫妻离开时，咨询室里洋溢着春日般的暖阳。俊凯主动去牵亚萍的手，亚萍身体缩了一下，把手交给了他。

尾声

四次咨询后，俊凯和亚萍心中都播下了“理解”的种子。他们懂得婚姻问题是可以靠双方共同成长而逐一化解的，他们的成长之旅才刚刚开始。

俊凯和亚萍是一对再平凡不过的夫妇了，我之所以花这么多篇幅述说他们的咨询过程，不是因为他们的独特，正是因为他们的平凡和普通。

亲爱的读者，如果您是一位慨叹七年之痒的男士，也许，您会从俊凯身上读出自己的影子；如果您是一位对婚姻不抱期望、整天以泪洗面的女士，也许，您可以停留一会儿，合上书，细细想想，您的心里，是否也住了一个亚萍？正如著名心理学家武志红在《巨婴国》里所描述的，中国人，尤其是男性，很多都是未长大的巨婴。三十六岁的俊凯，因惧怕而逃避成长，因孤独而陷入网恋，不就是一个活灵活现的“巨婴”吗？中国女性的勤劳、吃苦、能干在亚萍和俊凯母亲身上得到了充分体现，但是，强势面具的后面，却躲着一颗脆弱的、没有安全感的灵魂。从内心里说，她们希望自己家里的男性强大起来，行动上，她们采取的却是压制甚至摧毁的方式。一个个小男人，一个个巨婴就这样诞生了。

心理咨询不是万能的，但是只要愿意正视问题，愿意改变，愿意承担起改变的责任，您也可以在婚姻里重新收获满满的爱。

偏执与疗愈

花开到了尽头，

也会惦念一切的错。

遇见真命天子

海边，浅黄色的沙滩，初升的朝阳如一颗镶嵌在贝壳上的红色珍珠，纯白的天空，粉红色的云朵丝丝絮絮，羞涩得不愿舒展。

粒粒海沙钻进水墨的脚趾缝，细柔轻痒，她赤脚在海滩上踱来踱去，胸口怦怦乱跳，是欣喜，是焦躁？

水墨上周回到成都，浩诚一个电话接一个电话“骚扰”她，催促她赶快回归两人共筑的爱巢。等我把事情处理完了，第一时间就回去，水墨说。好吧，但是我过两天也要出差，害怕我们又错过，浩诚在电话那头，略带撒娇地说。

热恋中的人儿，恨不得时时刻刻和对方黏在一起，短暂的分离便如剥皮抽筋般煎熬，每分钟脑海里都浮现出对方的音容笑貌。喝水的水杯、空空的袖筒，都有对方的气味，对方的影子。

他搞什么把戏？让我一大早在海边等他？水墨看看时间，过了半个小时，她肩上被晒得灼热，远处的海平面，红彤彤的一大片，面积还在不断扩大。水墨有些不耐烦了，掏出手机，准备拨打浩诚的电话。

手机接通，铃声却从水墨身后传来，她赶紧转身，见一人蹲在沙滩上，不，不是蹲，是单膝下跪，一看，正是浩诚。你？水墨又惊又喜，浩诚左手捧一束粉红色的百合，右手捧着一个小盒子，水墨预感到会有奇迹发生，不敢相信自己的眼睛。

亲爱的，嫁给我吧！浩诚打开小盒子，一枚小小的钻戒躺在里面，钻面映着海水的蔚蓝和旭日的红艳。太快了吧！我真没想到！水墨手捧脸颊，泪水夺眶而出。

她和浩诚是在网上相识的，从相见到相恋只用了二十四小时，从相恋到此刻，只用了两个月。今天，注定是她刻骨铭心的日子。

水墨伸出颤抖的双手说，我愿意，话音未落，已被浩诚揽入怀中。

第一次咨询

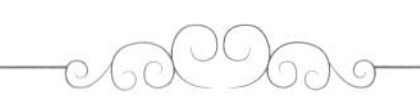

二〇一一年二月十四日，我从外地度假回到成都。机场外，宛如一片红色的海洋：卖玫瑰的人、送玫瑰的人、捧玫瑰的人挤得里三层外三层，地上掉落不少玫瑰花瓣。在这个处处沐浴幸福之光的节日，我，正赶着接待一起离婚咨询。

我不咨询了

到了写字楼前厅，一位年轻女士正在等电梯。她齐肩中长发，戴眼镜，瓜子脸，脸色暗黄，穿一件宽松的黑色呢子外套，整个人显得松松垮垮的，没有精神。我和她一起进了电梯，同时按了十五层，她转头看了我一眼，从头到脚打量了一番，目光如刀片一般锋利，刺得我浑身不自在。

你是心理老师吗？十五层的？她问。我点点头，你是昨天打电话给我的女士吗？咨询婚姻问题？我问。电梯里只有我们两人，她没有作答，转头去看电梯里的小广告，神情颇为尴尬，身子往角落里挪动，挪到一个离我最远的地方。

电梯停在十五层，我按住开关，请她先出电梯，她摇摇头，手背朝外，在腰间晃动几下，示意我先出去，于是，我走出电梯。掏钥匙时，电梯门关上了，她并没有出来。“哗”的一声，电梯门又开了，她犹犹豫豫地从里面出来，每一步都走得很小心，生怕踩着什么机关似的。

对不起，刚才我突然害怕，我不想咨询了，她站在我背后，小声说。听到这话，我心里一百个纳闷，也颇懊丧。今天是情人节，我本计划下午在家休息，晚上和先生听音乐会，为了一通听上去十万火急的电话，急匆匆地从机场赶回来。难道我被愚弄了？

我手扶着门把手，问，你确定今天不咨询了吗？说话时，我尽量克制情绪，但脸上应该流露出失望的表情。

是这样的，这次，我会付咨询费，我知道，老师，你说你从机场专门赶过来，只是，我害怕，我回去再考虑一下，年轻女士说。言语间很是焦急，瘦弱的身体在大衣里摇晃，如被狂风袭击的晾衣架。

距离透露出的秘密

第二天一大早，我接到这位年轻女士的电话，预约上午的咨询。

她是怎样的人格类型呢？到了咨询室，我首先记录下对她的第一印象。电话里，她告诉我，她要做婚姻咨询，想离婚，非常紧急。离婚咨询并不少见，用“紧急”形容自己的婚姻却不多见，来访者用得较多的词语是“痛苦”“矛盾”“纠结”。电话里，我问她可以预约二月十五日吗？她说不行，要马上咨询。结果，电梯里邂逅，她却心生畏惧，放弃咨询。我不想用失约、不守信来判断来访者，但是，这种临时取消、出尔反尔的行为确实能说明一些问题，比如，她做事冲动，不考虑结果，意气用事，容易走极端，不信任人等等。

春节的热闹气氛还未消散，窗外，一阵喜庆的音乐响起，打断了我的思绪。“砰砰砰”，助理敲响房门，来访者到了。音乐声陡然增大，正是昨天那位年轻女士，手机在她包里继续唱着喜庆的歌谣，她掏出手机，接了电话。

进到咨询室，她微微欠身，为昨天的事抱歉。我说，没关系，做咨询最好的时机就是你考虑好的时机。

她叫水墨，二十六岁，小孩四个月，在家做全职妈妈。

兰馨老师：有什么可以帮助到您呢？

水墨开门见山，我一直想和丈夫离婚，感到矛盾，还是电话里跟您说的，很紧急。说话的时候，水墨的身子朝后倾斜，言语显得很诚恳，身体动作却非常僵硬，似乎觉得我和她的距离太近，让她不舒服。

您觉得这种坐姿和距离让您舒服吗？您可以选择一个您舒服的距离，我低声说道。水墨有些尴尬地笑笑，沙发不能挪动，她瞥见墙角放了把椅子，走过去搬过来，坐在我的对角线上，一个离我很远的位置。

她有极强的不安全感，不轻易信任人，我暗自心想。

回忆总是美好的

坐定，水墨开始她的讲述。

> 水墨：我妈有自己的公司，大学毕业，我就到我妈公司当职员，工作了两年，挺无聊的，也没啥目标，每个月的工资根本不够我花，我妈还要另给我钱，她就让我别工作了，专心找个人嫁了。两年前，通过一个婚恋网站，我认识了现在的丈夫浩诚，他是成都本地人，但是当时，他不在成都，在广州。浩诚从小成绩优秀，考上成都一所很著名的高校，毕业后又考上广州的公务员，工作性质有点像警察。

说到这里，水墨眼睛突然发光，脸上泛出微微红晕，也许，恋爱时的美好记忆尚未从心间消退。

只要对遗失的美好还心存感念，爱情就没有消亡。为什么要急着离婚呢？

那是一个盛夏，水墨和浩诚网上认识一周，擦出了爱情的火花。胸中燃着熊熊爱情之火的水墨，买了机票，从成都飞到广州。浩诚捧着鲜花来接她，两人手牵手走出机场，当天，就确定了恋人关系。浩诚与水墨同岁，大学毕业两年，与同事合租了套三居室。那段时间，水墨和浩诚挤在一张单人床上。广州的盛夏，空调整夜吹着，温度却有增无减，两个青春的身体，相拥而眠，烤热了屋内的空气。

恋爱的热度也熔化了时间。转眼，两个月过去了，九月的一天，浩诚向水墨求婚，又过了一周，两人领了结婚证，另租了一套小居室，简单布置一番，就是温馨的婚房。

“不可描述”

人回忆往事时，时间观念就大大淡化了，讲起和丈夫的相识、相恋，水墨的谈话失了重心。她开始描述两人如何布置婚房，如何策划蜜月旅行，找哪家照相馆拍婚纱照……我打断了她，虽然有些残忍，硬生生把她从甜蜜的回忆中拉回冰冷的现实，但是，咨询计时收费，既然她带着目标来咨询，我必须提醒她。

> 兰馨老师：恋爱很美很浪漫，结婚时间也不长，是什么原因让你想和丈夫离婚呢？
>
> 水墨：嗯，是的，我想离婚有几个原因。第一个原因，哎呀，有些不好说，但是，我既然来了，肯定信任老师，也知道老师不会向外人透露我的个人隐私的。

说完，水墨看着我，她坐在离墙角很近的位置，我有些看不清她的眼神，她似乎在求得一种确认，我点点头，请她放心。水墨舒了一口气。

> 水墨：我们是七月恋爱，九月结婚的。恋爱那时候，那个挺多的，每天都有，有时候还两三次。但是，九月开始，我们那个就很少了。

水墨用了“那个”一词，类似当今的流行语“不可描述”。很少有女性一上来就谈及夫妻“性生活”，倒是男性的婚姻问题咨询，性生活不和谐、性生活障碍会成为一个重要话题。水墨说，这是她想离婚的第一个原因。这比较反常，作为女性，“性”在恋爱和婚姻里的比重显然没有感情、经济稳定、人际和谐重要。当然，也有女性生理需求相当旺盛，会把性生活频率少理解为丈夫在婚姻中未尽义务；或者，丈夫有一些难以言说的身体缺陷、性功能障碍，也会引起女性的抱怨，成为离婚的理由。从水墨的描述里，丈夫的身体是没问题的，结婚之后，性生活频率降低，是什么原因？低到什么程度呢？我等待水墨的下义，而她已靠在椅背上，等待我的发问。

他不爱我

兰馨老师：嗯，听起来，你对夫妻间的性生活很不满意，刚结婚，激情似乎就减退了。你说性生活很少，少到什么程度？你认为原因是什么呢？

水墨：是的，一结婚好像双方都没啥新鲜感了，一个月就一两次，而且啊，我感觉他不想碰我，刻意躲着我。比如，上床睡觉，他故意背对着我。天冷了，他就说一人盖一床被子，免得冻着。但是，结婚前不是这样的啊，结婚前他很想要我，常常有冲动，有时候逛街，我们都会有冲动，白天只要在家，我们俩都会……

又要数落丈夫的不是，又要讲述恋爱时的激情澎湃，水墨有点焦急，脸“唰”的一下红了，停顿了一会儿。这时，她意识到和我距离太远，隔空喊话，声音需要提很高，用高音量讲述“不可描述”，颇古怪。

我可以坐回沙发吗？水墨问，我点点头。

兰馨老师：所以，你认为性生活减少的原因是丈夫不想碰你，他对你的冲动没有了。丈夫向你解释过吗？

水墨：解释过，他说，工作太累，回来就想休息，没体力。我问他，我们结婚前，谈恋爱的时候你不累吗？同样的工作呀！他解释说，那一两个月比较轻松，九月之后事情就多了。我不相信，觉得就是他的一套说辞，恋爱的时候他中午还经常陪我吃饭。所以，结婚后，他不爱我，这才是真的。这是我想离婚的第一个原因。

爱情可遇不可求，婚姻需要精心呵护。水墨和丈夫从相识到闪婚仅仅两个多月，情之蓬勃，爱之激烈，但是，对彼此的了解不深，婚后发生摩擦是不可避免的。不过，水墨想“离婚”的第一个原因与争端无关，是性生活频率减少带来的“他不爱我”的猜测，通常看来，来访者数落配偶的不是，会把最关注的、最令自己不满的地方放在首位。这真的是水墨说的“紧急”离婚的首要原因吗？

亲爱的读者，读到这里，您是否和我一样一头雾水？水墨说到“第一个原因”时，伸出食指，摆出“1”字，脸上毫无表情，眼神里是淡淡的冷，声音提高八度，她似乎在说一件和自己毫不相关的事情，像数着货品一样数着“第一”“第二”；更奇怪的是，说这些话时，她没有丝毫痛苦的表情。

理由很充分

看看时钟，咨询进展了二十分钟。

水墨还在描述“第一个原因”。当我在咨询中感到迷惑时，我往往会提醒来访者的目标，这是存在主义治疗大师欧文·亚隆常用的方法。

> 兰馨老师：我记得，你一开始说，现在正在为离婚焦急，感觉很紧急，是这样吗？
>
> 水墨：是的，一切都是因为“他不爱我”引起的，就是因为他不爱我，才会出现后面的事情。
>
> 兰馨老师：嗯，刚结婚性生活频率就大大减少，确实有些不正常，丈夫也做了解释，但是你不愿意接受他的解释，你认为他不爱你，有没有更多的证据证明他不爱你呢？
>
> 水墨：有啊！我上大学谈过一个男朋友，我们租过房子，他每天都要和我亲热，真的，每天都有，我感觉他真正爱我。
>
> 兰馨老师：哦，那后来你和他是怎么分手的呢？
>
> 水墨：我妈妈不同意，他要回老家工作，我妈让我留成都，所以就分开了。也是这个原因，结婚没多久，我丈夫就离开广州，辞职了，回到成都，我妈要我们回来的。

听起来，水墨的解释也能自圆其说，但是，我问她还有什么证据证明丈夫不爱她，她并没有提及丈夫，却提到前男友，用和前男友的“恋人相处方式”与目前的“婚姻相处方式”作比。人不一样，年龄不一样，工作状态不一样，感情阶段不一样，可比性微乎其微。但是，从她述说前男友时斩钉截铁的语气，她对自己“完美”的论证深信不疑，对想离婚的“第一原因”也深信不疑。她陷在一个“自我循环论证”的圈套里。

但是，她才刚刚信任我，多说无益，再听听。

你的眼神

没等我继续说话，水墨继续讲述她想离婚的第二个原因。

> 水墨：就是因为他不爱我，他也不碰我，他看我的眼神，常常充满厌烦。这种眼神让我相当不舒服，所以我想离婚，这是第二个原因。

说这话的时候，水墨显得更加自信，她左手翘起两根指头，右手在膝盖上猛拍，很激动，想站起来。她的情绪出来了，焦急、愤怒，还有一点伤感。

我一边在心里掂量“眼神”的杀伤力，一边思忖我该如何回应。

“眼神”这个词，主观性太强。

亲爱的读者，您有没有这样的经验？正值周末，您在人来人往的小街上散步，晴空万里，您的心情也十分舒畅。当您注视迎面走来的陌生人，您会很容易就读出他眼中的善意；但是，如果您正遭遇债务纠纷、家庭变故，背负巨大的罪责、后悔的情绪包袱，您也能轻易地从过往行人的眼神里读出嘲讽、蔑视、幸灾乐祸，仿佛您的秘密已经泄露，世人皆知，您的心情更是糟糕到极点。所以，“厌烦的眼神”一词，在水墨这里，仅仅是主观感受和主观猜测，但是，她却正儿八经地把“眼神”作为离婚的理由。

> 兰馨老师：他看你的时候，你觉得很不舒服，好像他在厌烦你，你向他求证过吗？问过他吗？
>
> 水墨：问过啊！我问他，你是不是烦我？你怎么这样看我？你这样看我什么意思？他说没有啊。他不承认。

兰馨老师：那是一种怎样的眼神呢？你可以模仿一下吗？

水墨想了想，站起来，瞟了我一眼，又回到沙发上。就是这个眼神，他瞟我，我觉得他厌烦我。

兰馨老师：他什么时候会瞟你呢？

水墨：经常啊，结婚后，他就常常用这样的眼神，有时候我们坐在沙发上看电视，我跟他说话，他就瞟我一眼，让我很不舒服。

看来，这“第二个原因”我也问不出什么。两年前，也许正是丈夫的眼神吸引了水墨；两年后，却成了离婚的罪证。

按照今天咨询的进程，水墨所说的“紧急”理由，也许还要再跨越第三个、第四个原因后才现身。她是下定决心要离婚找我求证，还是确实因离婚而纠结？至少到现在，水墨固执的表情似乎在说：我就是要离婚，我证据确凿！

三十分钟过去了。

他们要对付的人是我

按照贝克的“认知歪曲”理论，水墨在陈述第一个和第二个原因时，都犯了明显的主观臆断和以偏概全的逻辑错误。我是马上指出还是适时等待？水墨说着说着，身子往前倾，坐到沙发边上，离我更近了。她的肢体语言告诉我，她被理解，她觉得很安全。

为了维持和稳定这种难得的治疗关系，我决定再等等。

水墨从我的点头示意中读出理解和认可，她继续陈述她的“第三个原因”。

水墨：还有，让我最讨厌的、最不能忍受的就是，浩诚和他妈联合起来对付我。他妈就是我婆婆了，他和我婆婆联合起来对付我。我们九月份结婚，去年一月我就怀孕了，小孩现在四个月。小孩出生后，我婆婆过来带小孩。但是，每次吃饭时，他们两人都有眼神交流，他们想联合起来对付我。

我更加不解，如果说水墨的“第一个原因”还有“性生活频率少”的事实支撑，这时，她的主观臆断越来越严重，在无任何事实依据的基础上，按照自己的主观感受去推知他人的所思所想，判断他人下一步将会对自己采取的行动。而且，当水墨提到“对付”二字时，脸上竟流露出一丝不易觉察的恐惧，她对此深信不疑。

> 兰馨老师：你可以模仿一下婆婆和丈夫之间的眼神交流吗？我扮演丈夫，你扮演婆婆，可以吗？

水墨很配合，她侧身面对我，低下头，抬起眼皮，看了我一眼。老师，你看嘛，她低头吃饭，却抬眼看我丈夫，这不就是眼神交流？每次吃饭她都要坐我丈夫的对面，我坐侧面，他们的眼神交流我看得一清二楚，还不是想说我坏话，又不敢说，暗地里传递信号，水墨说。她越说越气，脸涨得通红，呼吸急促。

> 兰馨老师：在我看来，婆婆就是看了自己的儿子几眼，你理解的是，他们要联合起来对付你。我想，仅凭眼神还不足以说明问题，有没有其他的证据？
>
> 水墨：有啊，好多呢！

这时，水墨手机响了，她道了一声抱歉，接了电话。好，马上完了，我这就出来，水墨对电话那头说道。

> 水墨：对不起，老师，我丈夫送我过来的，我说我要找一个朋友，正好他要进城办事，现在他催我回去了，路边不好停车，我就走了，下次我再过来。

水墨一边说，一边起身把手机放入挎包，拿出镜子，整理头发，然后，快步走出咨询室。

水墨只用了咨询时间的四十分钟，她要做的是离婚咨询，他们的关系真的破裂到无法挽救了吗？被缺席审判的丈夫开车送她过来，见丈夫之前，水墨仍然注重自己的仪表，至少说明，他们依然在乎彼此。

这是一桩怎样的婚姻呢？水墨还会过来咨询吗？

“他要杀我！”

半夜，起风了。

风，像一头从中世纪穿越过来的怪兽，从黑暗的城堡里窜出来，飞奔至城市，在钢筋水泥建筑间穿梭，用头猛撞着钢化玻璃。

水墨似乎听到玻璃的碎裂声，她猛地坐起来，外面狂风大作，从一条条窗缝中挤进来，发出令人毛骨悚然的嘶鸣。水墨打开床头灯，裹紧羽绒被，蜷缩在床头，身上直冒虚汗，大冬天，后背湿透了。浩诚翻了个身，骂了句脏话，不知是骂她还是说梦话。

那条新闻，水墨和浩诚是一起看的，她记得很清楚，当时浩诚说了一句：这个男人的脑子挺灵光的！那是一幅让水墨每每忆起就不寒而栗的画面：新闻里，被撞残的女人躺在急救病房里，浑身裹得像个木乃伊，只留了两个鼻孔，无数管子从“裹尸布”里插进去。警察介入调查，这起车祸的幕后肇事人竟然是“木乃伊”的丈夫。她不愿离婚，丈夫便精心策划了这起事故，把她撞成植物人，暗地里偷偷转移财产。被审讯时，这名杀妻未遂的丈夫无丝毫悔意，口口声声说，没想到住院要掏这么多钱，没钱支付医药费了。听上去，他确实后悔了，后悔没把妻子撞死，图个干净利落。

就在上周，水墨坐副驾位，浩诚开车，开到一个宽敞的路段，浩诚突然猛打方向盘，还来了个急刹车。水墨没有系安全带的习惯，她大叫一声，抓住扶手，感觉整个身子都飞了起来。事后，她责问浩诚为什么突然甩盘子，浩诚说，前面有个大坑，需要刹车，后面的车要超车，需要避让。水墨不相信，旁边明明没车呀，前方路况也很好，非常平整啊！哪有大坑？你脑子有“坑”吧！水墨骂道。浩诚说，你脑子有包，给我滚！

他也看了那则新闻，他是不是也想制造车祸害死我？他跟我结婚，图的就是我的钱！水墨越想越怕，白日里的怒气转成恐惧，她盯着丈夫结实的后背想，如果他等我睡着时杀我怎么办？我逃得了吗？

啊！水墨大叫一声，捂住头。浩诚“腾”的一声爬起来，裹住被子，到客厅里去了。次卧里，传出孩子的哭声。

第二次咨询

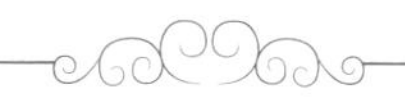

第一次咨询突然中断，我没来得及给水墨反馈，也没时间引导她做自我反省。在接下来的几天中，我常常想到她，想到她和浩诚的故事，毕竟，她所谓的离婚“紧急”万分的理由站不住脚。事实真相，有待我和她共同挖掘。

三天后，水墨打来电话，先是为第一次咨询的中断不断道歉，然后预约了第二次咨询，最后，她说，其实，我还有一些话，上次并没有告诉老师，对不起。

挂完电话，时钟的指针正好指在十点。夜，很静，电话里，我似乎听到孩子的哭声。

我被“迫害”

今天，外面飘着丝丝细雨，乍暖还寒，地板和家具都散发着潮冷的味道。接近下午五点，天蒙蒙黑，水墨打来电话，说马上过来，她声音很低，语速极快，嗓音沙哑，像是感冒初愈。

五点，门铃响了，水墨径直走入咨询室，她双眼疲惫，穿一件家居服样式的棉衣，顾不得把雨伞放下，踩过的地方，留下一串黑乎乎的水渍。

这次，水墨直接坐到沙发上，双膝并拢，微微斜对着我，她气喘吁吁的，来不及歇息，便开始倾诉。我正想问问她对上次咨询的感受，见她如此快的进入状态，只有稍后再问。水墨倾诉的时候，上身紧绷，肩膀上耸，像是进入“备战”状态。

水墨：老师，我记得上次是说到我婆婆，我还没说完，我老公就打电话催我了，我怕他见我久久不出来起疑心，就只有赶紧下去，对不起啊，老师。我继续说我婆婆，可以吗？每次吃饭时，她就和我老公暗地里传信号，通过眼神传信号，害得我和老公单独吃饭时，我老公都不理我了。有好几次，我们俩出去吃饭，他就只顾看手机，话都不和我说，但是以前不是这样的啊，就是我生了小孩，婆婆来了之后才发生的。您说，是不是我婆婆害的？

兰馨老师：你认为夫妻关系不和睦，很大一部分原因是婆婆造成的？

水墨：是啊，我常常觉得，我老公看我的眼神，和我婆婆看我的眼神很像，都是带着厌烦、鄙夷的。我讨厌他们眼神交流，我讨厌他们这样看我，既然都讨厌我，我就离婚！

兰馨老师：除了婆婆和老公的眼神交流，你还认为婆婆在哪些方面迫害你？

这次，我用了“迫害”一词，我有些怀疑，水墨是否有“被害妄想”。这种无根无据的推理，太不符合通常的离婚咨询了。而且，述说这些事件时，水墨眼里流露出的情绪是出离愤怒。她在克制情绪，如果不让情绪宣泄出来，她有可能会自己抓挠头发，用头撞墙。

“恶毒”的婆婆

水墨开始数落婆婆的各种恶毒，语速很快，非常流畅，有点像背台词，我怀疑她来之前已经把这番话在心中演绎了多遍，烂熟于心。

她说，婆婆在保姆面前讲她坏话，说她坐月子的时候请了一个月嫂，她对月嫂百般刁难。我问，你是怎么知道婆婆说你坏话的呢？有亲眼撞见吗？她说，没有，就是婆婆总喜欢和保姆在厨房里小声嘀咕，她一进去，两人就不吭声，各做各的事情，她一直怀疑婆婆在背地里讲她坏话，有一次她听到“月嫂”二字，就产生了上述推测。

水墨说，婆婆不仅背地里使坏，还会在明处羞辱她。有一次，婆婆和保姆大谈特谈兔子下崽的事情。她想，自己的孩子就属兔，你讲兔子下崽，不就是骂我是只只会生养的母兔吗？所以，婆婆一定想联合保姆一起对付她。

婆婆肯定对这桩婚姻不满意。有一次，水墨给孩子扣衣扣，扣错了一颗，婆婆发现了，就嘻嘻哈哈地把孩子抱到床上，一边给孩子重新扣，一边说“打错亲家啦”！（这句话在四川话里意思是指扣子扣错了，是民间常用的诙谐表达。）

还有一次，她和老公出去逛街，婆婆竟然冒出一句，走嘛，走嘛，你们两娘母（四川话，指母亲和儿子或女儿）走嘛。说完，婆婆改口，说刚才口误，应该是你们两口子走吧！水墨认为婆婆故意把两口子说成两娘母，婆婆是当过中学老师的人，怎么会犯如此低等的错误呢？一定是嫌弃自己和女儿，暗中撺掇她和老公离婚。

该如何诊断？

亲爱的读者，到这里，您有没有联想到鲁迅先生的经典小说《狂人日记》？主人公患有被害妄想症，感觉周围的人都要伤害他、杀他，甚至吃掉他。他怀疑邻居，怀疑自己的大哥，怀疑医生，从他们的眼神、日常交谈和生活细节中，读到的只有“吃人”两个字。哪怕家人的善意行为，比如大哥请医生给他看病，也被狂人理解为现在不吃他，是想把他养肥点，日后再吃。鲁迅先生学医出身，对精神疾病有过研究，刻画人物心理才能惟妙惟肖，抛开这篇小说的象征意义，主人公在无任何事实依据的情况下，捕风捉影，对他人做出“你们要害我”的推测，而且坚信不疑，无人能说服他，是不是很像水墨？

严重的“被害妄想”被归到精神分裂症的门类，需要服药治疗，心理咨询的作用有限，难以保证病人是否会病情加重而做出伤害自己和他人的行为。但是，水墨咨询时，她仅仅说需要做离婚咨询，并未把“他人要害我”的恐惧作为咨询的首要问题，而且，她来咨询室三次了，才完整讲出“婆婆和丈夫想联手对付她”的猜测，应该定义为某种人格障碍。

咨询师一定要谨慎地说出自己对来访者的“诊断”。有些诊断就像贴标签，在日后的咨询里，来访者可能为了“配合”咨询，故意表现出咨询师给出的诊断结果，这样一来，咨询就进入了死胡同。在我还没有全面了解水墨的情况之前，我会避免做出任何草率的诊断。

猜测和事实

兰馨老师：我听你说，你认为婆婆联合丈夫一起对付你，联合保姆一起对付你，但都是你的猜测，从眼神、只言片语、口误推测出来的。我想知道，婆婆有没有做出一些确确实实伤害你的事情。比如，当面指责、批评、辱骂你，造成对你的伤害，或者一些行为对你的身体造成了伤害。

我花了足足十分钟时间为水墨解释“猜测”和“事实”的区别，前者是“我担心你下一步会伤害到我，虽然你现在还没有”，事实是“你做过实实在在伤害我的事情，造成我的损失”。这两者有本质的区别，我用了比喻、举例，终于让水墨明白了。水墨说，我想想。她身子坐直，仍保持战斗状态，望着天花板，陷入思考，我看到她的眼白往上翻。一分钟后，她的神情慢慢缓和下来。

水墨：老师，我按照你说的标准去想，还确实没有。

我大大松了口气，如果水墨细心一点，她也许会发现，我的表情没有刚才那么严峻了。关于这个问题，我基本可以鉴别出水墨是“妄想”还是“担心过度”。

> 兰馨老师：那么，在你的记忆里，婆婆有没有做过一些好的事情？意思是，即使她动机不纯，但是结果是好的。
>
> 水墨：我生了女儿后，坐月子期间她照顾我，家务都是她和保姆在做，她确实做了很多。我剖宫产，肚子疼了好久，出门的时候她会帮我系鞋带。

说这些话的时候，水墨面无表情，但是语速明显减慢，她正在一五一十地描述她记忆里的场景，而非宣泄某种情绪。

> 兰馨老师：既然，婆婆确实没有做过伤害你的事实，而且，还做过一些好的事情，是什么原因让你觉得婆婆要联合丈夫、联合保姆对付你呢？

水墨甩甩头发，像是要甩走停在头上的苍蝇，又像是要甩走杂乱的思想，她眉间凸起一块小山，紧闭双眼，用力思考着。从刚才的咨询中，她明白，担心是一种感觉，不能作为证明另一人“有罪”的证据，她正在努力寻找“感觉”之外的事实。

实质性的伤害

又是沉默。

> 水墨：我想起来了。我和老公结婚三个月后，去年一月，我就怀孕了，怀孕后我回到成都。不久，浩诚也从广州辞职回到成都，这也是我们之前商量好的，结婚后，他跟着我回成都发展，本来他也是成都人嘛。但是，好像我婆婆一直很介意，我坐月子时，她就让浩诚去找工作。你说，她不是故意要拆散我们吗？那时，我正需要人照顾呀！孩子大一点他再去工作不行吗？我们家又不是没钱。而且，说到他们联合起来对付我，我还想到一件事情。结婚前，浩诚对我百依百顺，结婚后，他第一次吼我就是因为他妈。有一次，我女儿拉完粑粑，屁股还没擦干净，婆婆就要把孩子抱去洗澡。我就说，你把她屁股擦一下再给她洗嘛。浩诚不知道

从哪儿来的无名火，当时就吼我。他说，你觉得我妈做不好，你就去洗嘛！别瞎指挥！你说，他们俩是不是联合起来对付我。

虽然水墨仍然相信“婆婆和丈夫联合起来对付她”，但是，这次她找的证据已经基本基于事实，而非纯粹个人感觉，可以说，是戴着一副有色眼镜看到的事实。这样一来，对于咨询师而言，起码可以对她做面质工作了（意指通过提问指出来访者在陈述事实时的种种矛盾，引发她的思考）。

兰馨老师：刚才你说婆婆确实没做过伤害你的事，也就是说，对你没有产生过实质性的伤害，那么，她让浩诚去找工作，除了让你失去浩诚的照顾，还有哪些伤害呢？

水墨：让他出去不就给他机会和臭婆娘们鬼混？

水墨脱口而出，几乎是在我提问完成的同时。可能，她也没料到自己反应会如此快，说完后，愣了一下，又将刚才的话重复了一遍，体会这句话的意思，重复之后，她再次点头，表明这就是实质性的伤害。

问题到这里似乎才慢慢明朗。我注视着水墨，她的愤怒消失了，变成一种忧伤，还有担心和恐惧，对，那种熟悉的恐惧又浮现出来了。

“他要害我”

兰馨老师：你说想和丈夫离婚，而且很紧急，除了性生活频率少，你认为他和婆婆联合起来对付你，还有你怀疑他和不三不四的女人混在一起。那么，他有没有对你造成实质性的伤害呢？

水墨打了个寒噤，上身轻微地抖动了一下，她点点头，身子再次坐直，又将身子往前挪挪，斜靠在沙发扶手上，头探出来，脖子伸得很长，仿佛要和我耳语。

水墨：兰馨老师，我觉得浩诚要害我，真的，这确实是一种感觉，但是我有事实依据。所以，我着急离婚，我担心他要谋夺我的财产。

这回，轮到我打寒噤了。到了这时，水墨才抖落出她最大的担心，前面放的都是烟幕弹，她也在一点点地试探我，看我值不值得信任，能不能理解她。她像一只躲在壳里的蚌，一直透过缝隙侦探周遭环境，确认鸟儿飞走了，自己比较安全，才小心翼翼地探出头来。

被害妄想基本可以排除，通过咨询，她现在基本能分清感觉和事实。如果说是人格障碍，应是哪种人格障碍呢？我突然佩服起水墨来，她真的很聪明，领着我绕来绕去，让我对她的好奇感越来越强烈，她似乎也一直在使用这种方法博取我的关注，一步步调动我的情绪，她是故意的还是无意识的呢？但是，她确实成功地让我对她产生了兴趣，对她这个人，对她背后的故事。

> 水墨：这是我着急离婚的最重要的原因。我怀孕期间，我和浩诚看过一档新闻，一个男人制造车祸弄残了妻子，然后把妻子的财产完全转移了，我怀疑浩诚受到了这则新闻的影响。没多久，我们一同出去，他开车时，旁边并没有车，他却故意急刹车，猛打方向盘，您说，他是不是想害我？
>
> 兰馨老师：你又在说自己的担心和猜测——他想害你。那次你并没有受伤，有没有事实证明他想害你？

三次暴力

水墨想了想，停顿片刻，突然站起身来，回头去看窗户。等她侧过脸时，露出警惕的神情。我可以去把窗户关上吗？我好像听到电话铃声，很像浩诚的电话，水墨说。我主动走到窗边，关上窗户，拉上窗帘，打开灯，再次询问她的感受，她点点头，说，这样心里踏实多了。其实，咨询室在十五楼，只有特别安静时，才能听到楼下的电话铃声，且都在三更半夜。

> 水墨：我是有事实依据的，他对我实施过家庭暴力，而且有三次。

水墨伸出三根手指，比画着，脸上仍然是惊慌和警惕的表情。

去年二月，水墨怀孕不久，和浩诚的几个朋友出去吃火锅。浩诚给其中一位女士调了碟子，没有给水墨调。水墨当时就翻脸了，她质问浩诚，可能语气重了些，两人吵了起来。水墨把那位女士的碟子直接甩到浩诚脸上，浩诚就一手扯住她的头发，一手拍她的头，口里说，老子以后出来吃饭再不带你了。婆婆当时也在场，赶紧过来劝架，这才把两人分开。水墨在心里算着时间，浩诚打了她至少五分钟。虽然没有伤着她，但是过了好几天，头皮还在痛。

水墨坐月子时，一次，浩诚接了个电话，着急忙慌地就要出去。水墨心里不爽，她在浩诚身后喊，你不准出去，你肯定要去见哪个臭婆娘！你和你妈没一个好东西！出去了就不准回来了！浩诚已走到门口，转头扇了水墨一耳光。这是浩诚第二次对水墨动手。

上个月，浩诚又拿女儿的奶瓶扔水墨，砸到她腿上，腿上现在还有一小块青紫。原因是，水墨提出要去银行查浩诚信用卡的消费记录。为了钱的事情，两人不止一次斗嘴。浩诚暂时在水墨母亲的公司上班，一个月领五千元工资，月底花得精光，还刷爆了信用卡。水墨让浩诚解释钱的去向，浩诚不管怎样解释都漏洞百出，一会儿说物管费，一会儿说家里的生活用品，一会儿说家电之类的大笔开销。水墨怀疑，浩诚在攒私房钱，已经做好转移财产的准备了。

一场阴谋

上面这些陈述，都是我以水墨的口吻，以她的视角去讲述的故事，真实度有待进一步核实。细心的读者应该记得，水墨在讲述这段故事时，用了“家庭暴力”一词，这个词有强烈的感情色彩。遭遇家庭暴力的女性是弱势一方，很容易得到同情和理解，即使打离婚官司，成为“无过错方”的概率也大得多。但是，即使按照她讲述的版本进行事件还原，浩诚的“暴力”并未对水墨的身体造成实质伤害，至多是夫妻口角的升级版本。何况，水墨当众的无理取闹行为、怀疑浩诚有外遇、辱骂他、质疑浩诚的经济问题，也给好面子、自尊心超强的浩诚造成了精神伤害。我这样分析，丝毫没有替浩诚辩解的意思，毕竟，打人的行为，纵使有千般理由，一旦发生，我也只能认为，浩诚人格不成熟，容易冲动，在情绪激动时易丧失理智。

但是，水墨是否在夸大事实？

兰馨老师：听起来，你怀疑丈夫要害你，谋夺你的钱财，不仅仅是感觉，还有事实根据，在你们发生争执时，丈夫确实做过极其不理智的行为。这也是你当初找我的最重要的原因。你想离婚，非常紧急，因为你认为你面临生命和财产的双重危险。但是，可以告诉我，是什么原因使你直到第二次咨询快结束时才告诉我这件事呢？

存在主义治疗的理念认为，不仅来访者暴露的内容值得关注，他暴露内容的先后顺序，也是值得关注的。

水墨不假思索地说，因为我已经下定决心离婚了，我已经不相信他了，我现在只想保护自己，我想让老师告诉我，我如何保护自己。我真的非常担心。

水墨这番话再次印证了我前面的推断，她花了很长时间做故事铺垫，故意避重就轻，是想博取咨询师的认同，让我主观先行，认为浩诚对她没感情、结婚动机不纯、母子俩都不是好人等等，最后，成功地获得我对她“离婚动因”的支持，成为她的盟友，和她一起披荆斩棘、奋勇杀敌！因为，她已经自负地认定，这桩婚姻就是一场骗局、一个阴谋，她要成功地说服我。

我如果稍不留神，就会陷入水墨的“圈套”，毫无保留地奉献我的同情，无疑，这会滋长她的人格缺陷。

她咨询的目的也并非为“是否离婚”而矛盾，而是她的恐惧和担心。

偏执者的游戏

亲爱的读者，您可能很纳闷，付出价格不菲的咨询费，却老是浪费时间兜圈子，获取咨询师的认同和好感，却不直面自己的核心问题，太不可思议了吧！

在咨询中，不可思议的事情太多了。弗洛伊德喜欢用“游戏”来描述心理咨询，咨询一定能反映来访者内心的真实世界，但却是一种夸大和浓缩的反映。从这个意义来说，来访者和咨询师的表现又有点不太真实，类似虚拟世界，类似游戏。

在这场游戏里，水墨一开始谈话时的“过度理智”（我所说的“过度理智”，意思是她丝毫没表现出离婚前的纠结和痛苦，而是十分冷静地分析想离婚的几大原因）到现在的“迟迟暴露”，似乎一切都是预先安排好的。或者说，她做了精心的“布局”，为咨询布局，本质上，是在为自己所经历的事件做出符合自己期待的“归因”（寻找原因）。比如，她现在有很多焦虑，有很多恐惧、担心，她本能地会去做归因。有的人可能归因为压力太大、诸事不顺，有的人可能归因为自己心理承受力太差，有的人则会归因为受他人的情绪影响，另一些人也许会从遗传基因去归因。我们看水墨的归因——他人的迫害，而且是带有阴谋的迫害。这场“游戏”时间不长，却充分暴露出水墨在现实生活中与他人的互动模式，以及她的人格特点。

《中国精神疾病分类方案与诊断标准》(CCMD-2-R) 中将偏执型人格的特征描述为：

（1）广泛猜疑，常将他人无意的、非恶意的甚至友好的行为误解为敌意或歧视，或无足够根据，怀疑会被人利用或伤害，因此过分警惕与防卫。

（2）将周围事物解释为不符合实际情况的“阴谋”，并可成为超价观念。

（3）易产生病态嫉妒。

（4）过分自负，若有挫折或失败则归咎于人，总认为自己正确。

（5）好嫉恨别人，对他人的过错不能宽容。

（6）脱离实际地好争辩与敌对，固执地追求个人不够合理的“权利”或利益。

（7）忽视或不相信与患者想法不相符合的客观证据。因而很难以说理或事实来改变患者的想法。

（8）患者的症状至少要符合上述项目中的三项，方可诊断为偏执型人格障碍。

出手

我向来不喜欢给来访者下诊断，尤其是说出自己的诊断。对于不理解心理学术语的来访者来说，诊断像是贴标签，无疑会增加他们的精神负担。但是，在这里，为便于读者理解，我只能用“偏执型人格”一词来描述她。实际上，在咨询中，我并没有说出这个词，咨询师做到心中有数，预备下一步治疗对策，才是当务之急。

现在，好的一面是，水墨对我产生了信任，甚至有些依赖。对于偏执的来访者来说，他们不容易信任人，尤其是陌生人，在咨询中，和他们建立起安全、信任的关系很难（水墨和浩诚认识两个月就闪婚了，这值得思索，只有在以后的咨询里关注了）。所以，我不能贸然失掉这得来不易的信任。在咨询中，我信奉的原则不是快刀斩乱麻，而是慢工出细活。当然，在督导过程中，我也看到自己的咨询方式会导致“该出手时不出手”，但是，我宁愿暂时不出手，也不愿出手过快“冤打好人”。

闲言少叙，话题继续回到水墨身上。

水墨刚才说，她希望我告诉她如何保护自己，她非常担心的问题并不是离婚与不离婚的冲突，而是保护自己生命和财产的安全。我回应了她的话，说起一件在上次咨询中发生的事情。读者朋友，您应该还记得，上次咨询还未结束，浩诚给水墨打来电话，水墨立即中断咨询，起身下楼去了。

> 兰馨老师：我能理解你的担心，你希望我给你一些建议，保护你生命和财产的安全，但是，看上去，你和丈夫的关系还不错，上次，他开车送你过来，一催促，你就中断了咨询，下楼去了……

我并未讲完，水墨已经懂了，她匆匆打断我，解释道，上次是周五，我和他约定过，周一和周五他过来看孩子，平时不见面，他回他父母家住了，也就是说，我们已经分居。上周他回去的时候，我让他捎我一段，说去一个朋友那里，他正好也要在离这不远的地方办事，所以就坐他的车过来了。

水墨的解释似乎合情合理，但是，难道她不担心丈夫会“谋害”她吗？

面质

兰馨老师：但是，我记得你刚才说，浩诚看了一则“丈夫杀妻”的新闻后，想仿效那个男人，制造车祸撞残你，难道你就不担心吗？

我一遍一遍和水墨面质，这种面质需要冒风险，有可能导致来访者拂袖而去。但是，我的面质都有根有据，全基于水墨说过的事实，对她的心理冲击相对较弱。

水墨：哦，我上车之前，给我妈打了电话，还给一个最好的朋友说了，如果我出了事，一定就是他干的。

这次，水墨的声音低了下去，她这个解释有点站不住脚。如果路上她真出了车祸，要查出是意外还是蓄意谋杀，谈何容易？告知亲朋也徒劳无益。她自己也意识到了漏洞，又改了口。

水墨：当然，还有，我有点怕打车和坐公交，我觉得更危险。分居后，浩诚也知道我铁定心思要离婚，他比以前收敛了一些。因为，我们之间无任何夫妻共有财产，房子、车子都是我们家买的，他和我离婚，等于净身出户。所以，他不愿离婚。

关于法律的问题，我不想再和水墨讨论了，本来，我想继续和她探讨如果她身故，在法律上，第一继承人其实是配偶，但是，这一定会加重她的担心。这时，我要处理的是减轻她的担心和恐惧。但是，从她上述的解释听得出来，她提出离婚，浩诚不愿离婚。也就是说，水墨提出离婚后，还起到捆绑浩诚的作用，迫使他做出了一些让步。

兰馨老师：好的，我听到你有很多担心，我想，我们一起来做个评分。你认为，就你目前的状况，零分最轻，十分最严重，你的痛苦指数是多少分？担心指数是多少分？

水墨：痛苦的话，只有一分吧，我铁定心要离婚的。我的担心指数是十分。

一张脸

水墨对“痛苦”和“担心”的评分在我的意料之中。说到“担心”二字，水墨下意识地抓住垂在胸前的围巾两端，朝反方向拉扯，针织围巾死死地缠在她的脖颈上，胸前的结往上蹿了蹿，她可能感到紧了，又伸出手想把围巾弄松一些，却越弄越紧。她脸有点红，赶紧去解悬挂在胸口的大毛结。

这条围巾，保护着水墨，也死死拴住了她。

兰馨老师：你最担心的是什么？

水墨：我担心生命和财产受到威胁，这一项得分为十分。另外，我还担心离婚后，孩子没有父爱，这项得分为七分。

兰馨老师：从刚才的咨询中，你已经明白，担心是一种感觉，你一直在找事实根据来证明自己感觉的合理性。我相信，你有你的理由。现在，咨询还剩十分钟，下面的时间，我们一起来处理担心这种感觉。

我请水墨闭上眼睛，让她把“担心”想成一个有生命的人或者动物，她马上想到一张脸，一张黑乎乎的、面目狰狞、凶恶的脸。我问她在生活中见过这张脸吗？她摇摇头，说想不起来，没法和现实中的人对号入座。我请她在想象中，盯住这张脸，说出自己想对它说的话，也就是，和“担心”这种内在感觉进行对话。这是格式塔心理治疗常用的方法，在现代心理治疗中，很多流派也会借鉴这种技术。

练习结束，水墨睁开眼睛，眼神比刚才清澈了些。我再请她评价“担心”的分数，她说，现在有六分。

水墨：老师，你是说，我现在最大的敌人是我的“担心”这种感觉吗？刚才，在对话中，我想起了很多事情，其实，这种感觉不是结婚后才出现，好像伴随了我很多年……

这时，咨询结束时间到了，在这个关头，水墨突然抛出一个有价值的话题。这是在不少来访者身上会发生的现象——咨询快结束时，黑暗里突然升起曙光。我说，这是个非常有价值的发现，但是咨询时间快结束了，我会把这个问题记下来，也请她回去好好思考一下今天的咨询，尤其是最后的练习。

水墨点点头，有些依依不舍地站起身来。走到门口，她回过头来说，老师，您还没告诉我如何保护自己呢，您真的相信我能做到吗？我点点头，如果你不太确定，下次咨询我们不需要隔一周，三天之后你就可以过来。

我送她出去的时候，发现自己手心湿湿的。是的，咨询是一个非常耗费体力和脑力的过程。

我相信，我不需要教水墨如何保护她自己，如果我试图“教”她，就中了圈套，认可了她目前的生命财产受到威胁。只有我降低她担心的水平，她的状况才会自然好转。

童年

那也是一个冬天。

傍晚时分，厚厚的暗黄色雾气胶着在街面上，整个城市，像个昏昏沉沉的病人。

外婆把四岁的水墨从幼儿园接回院子，自个儿和几个太婆聊天，把水墨扔给一堆大孩子。水墨像个被钉在地上的木头桩子，眼球随着大孩子们嬉闹的身影转来转去。巴掌大的脑袋，竟藏了很多心事，这是外婆常挂在嘴边的叨念。

一条高大的黑影闪进院子，阔步走到水墨跟前。她一抬头，一个好大的红色纸盒悬在头顶，纸盒上，是一张亲切又陌生的大脸。“大脸”蹲下来，从纸盒里掏出一只毛绒小熊和一个布娃娃，塞到水墨手里。水墨忙不迭地接过来，得意得四处张望。果然，如施了魔法般，十秒钟内，正在院里藏猫猫的大孩子们“唰”的一声把水墨和“大脸”团团围住，发出啧啧的惊叹声。水墨紧紧抱住她的宝贝，向“大脸”投去感激的目光，“大脸”笑了。

只是，这天下午的幸福因着母亲的回家碎了一地。晚上吃饭时，母亲和外婆一直在争着什么，越来越激烈，母亲一摔碗筷，指着外婆的鼻子骂，样子好凶。外婆也怒了，进到卧室收拾行李要走，水墨忙抱住外婆的大腿，哭着喊着，外婆别走，外婆别走，我会乖的。这时，母亲一眼瞥见放在沙发角落里的布娃娃，冲进厨房，抓了把剪刀跑出来，几剪刀就将娃娃剪得支离破碎，棉花芯子都掉了出来。水墨吓坏了，跑过去要保护娃娃，被母亲狠狠地扇了两个耳光。接着，母亲又把她摁在沙发上，抓起一本厚书，没命地揍她，往死里揍。后来的事情，水墨记不得了，只记得自己醒来时，外婆坐在床头直抹眼泪，妈妈背对她坐在窗边啜泣。

水墨上小学后，依稀听外婆说，那个送她布娃娃和毛绒熊的“大脸”是她爸爸，爸爸和妈妈离婚时，水墨只有一岁。妈妈非常恨爸爸，恨爸爸偷偷来看她，还送礼物“贿赂”她。四岁这年，水墨第一次挨妈妈打，就是因为自己“不知廉耻”，接受了爸爸的礼物。

从那以后，水墨常常希望再次见到那张“大脸”，好把一切问清楚。但是，直到她结婚、生孩子，“大脸”再也没出现过。

第三次咨询

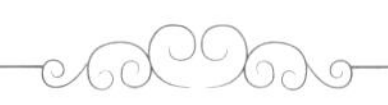

早晨七点，我正在吃早饭，外面黑漆漆的。雾气，像一张白布，死死地贴在玻璃窗上。手机响了一声，我点开，是一条消息。信号灯继续闪烁，又是两条消息，发信人都是水墨。她说，上次咨询结束，她这几天每晚都做些奇奇怪怪的梦，或是被人追赶，或是梦见死去的亲人，像放连续剧一样，很多梦还能串联起来，醒来记得一清二楚，梦里的情绪也非常真实。我这是怎么了？水墨问。我告诉她，在咨询期间，常会发生一些不寻常的事情，如果你能记住这些梦，在床头放个小本，醒来第一时间就把梦记下来，对我们的咨询是有帮助的。

心理咨询，如果要产生疗效，就一定要搅动人潜意识的火山，让那沉寂已久的死火山重新喷发。奇怪的梦，就是压抑的潜意识的熔浆骤然爆发。

离第二次咨询过了四天，水墨打来电话，预约下午五点咨询。电话里，她说，自己的担心少了一些，想更深入地解剖自己。她有这样的改变，我很欣喜。

噩梦

下午，我正在为一个家庭做沟通治疗，外面房间响起一阵熟悉的喜庆音乐，还有助理的说话声。我看看时钟，离五点还差半个小时，难道水墨已经到了？我有些分心，听来访者的父亲讲话时，大脑快速转动，想起了水墨上一次咨询的画面。

四点五十分，我结束了家庭治疗，打开咨询室的门，见水墨百无聊赖地在等候室里走来走去，双手举过头顶，似乎在活动肩膀。

我们五点正式开始，我对水墨说道。她点点头，问我可不可以先去咨询室，我点点头。

五点，咨询开始。水墨开门见山，上次咨询结束时，我只是感觉担心少了一些，但是我的问题并没有解决。回到家，算起来有五天了，我每晚都会做很多奇怪的梦，我之前也给老师发消息了，因为我很少有能记得的梦，但是，这几天，每个梦都记得一清二楚。我很怀疑，这些情节是真实的在我身上发生过，还是仅仅是梦呢？

> 兰馨老师：嗯，能说一个你记忆最深刻的梦吗？

水墨掏出本子，翻到中间，开始讲述她记录的梦。

> 水墨：我看到一个很老很老的女人，穿着大红色的睡衣。她坐在街头，靠在一堵红砖墙上，背后是一堆废弃的砖瓦，像是拆迁后的民房。她像是生病了，又像是在乞讨，过往的行人，都在议论和嗤笑她。她脚边横了根拐杖，细细的，白色的。我走到她跟前，惊奇地发现。她竟然就是我，是老了以后的我！当时，我吓得想跑，她也站了起来，她很可怕，像个巫婆。她抓起拐杖追我，她后面还跟了好多人，都在追我。我拼命地跑，前面就是悬崖，我一回头，她就在离我一米远的地方，枯瘦的老脸对着我，太可怕了，我大叫一声“啊”，然后就醒了。

解梦

从精神分析的角度来看，这是一个典型的焦虑梦，梦里的元素也极富象征意义。水墨念完后，长吁了一口气，像是从心里卸下一个沉重的包袱。

兰馨老师：你怎么看待这个梦呢？或者说，如果你自己是解梦师，你如何解这个梦呢？

水墨看着前方空白的墙壁，眼神飘忽不定，似在回味梦境。

水墨：上次咨询快结束时，您让我想象“担心”的感觉，我的面前出现一张脸。现在想起来，和我梦中那张可怕的脸是一样的，对，就是那张老脸！

可怕的脸一再出现，离真相越来越近了。

兰馨老师：还有呢？

水墨：还有，我不知道对不对，可能是，我担心老，担心死，害怕孤独，所以，我梦到年老的自己。

她说得很缓慢，语气诚恳，说完，转头看向我，向我求证。

对死亡和孤独的恐惧是人存在的根本焦虑，水墨分析得没错，只是，我还需要知道得更详细些。

兰馨老师：你说得对，但是，除此之外，我认为，这个梦还有别的象征意义。既然这个梦出现在我们咨询期间，和我们咨询中所谈的话题应该有密切关系。除了那张脸，整个梦的叙事过程、你体验到的情绪，也非常有价值。

我希望水墨对自己的梦有更深的了悟。虽然，梦的解码有一定规律可循，咨询师充当解梦师也无不可，但是，这毕竟是她的梦，她最有发言权，在她词穷之前，我只需要做引导工作。

水墨：和咨询的关系？嗯，上次咨询谈到我的担心，在梦里，我体会到的是和在现实中相差无二的担心，还有害怕、恐惧、想逃，却不知道逃到哪里去。

兰馨老师：很好，还有吗？

水墨：还有，就是梦里的街道，很像我小时候住过的地方，那时，我们家在老城区，旁边就有一座废弃的厂房，天一黑，大人都不准小孩去那里……难道，我梦回童年？

我心里一阵激动，如果这次咨询，水墨能跳出“离婚”的思维定式，主动谈及她的童年，将会是咨询中的一大转折。有偏执型人格的来访者，执拗于自己的不合理信念，往往会在一个现实问题上较真，导致咨询停滞不前，难以深入。

水墨的梦会是一个契机吗？

> 兰馨老师：如果你梦回了童年，在你小时候，你最怕的是什么？比如，那个年老的女人，她穿着一件红色睡衣，让你想到了什么？
>
> 水墨：仇恨。

水墨不假思索地说出这两个字，她的眼角湿湿的，嘴唇一张一合，很激动。

> 兰馨老师：仇恨的对象？
>
> 水墨：我在梦里，看到这个穿红色睡衣的老女人，先是嫌弃，后来就是仇恨，她追我时，我很恐惧。对了，我想到我妈，我恨她。

迷障破除的第一步

这次，水墨不再像上次那样兜圈子，她的态度很诚恳，掩饰的成分也少了很多。第三次咨询，她才真正进入来访者的角色。

这一切的变化都源于一个梦吗？说起来确实有些神秘，但是，无论是弗洛伊德、荣格还是阿德勒，都非常看重梦对咨询进程的作用。我自己也有相似的经历。白日里，对某人心生芥蒂，日有所思夜有所梦，恰好梦到此人，醒来后，陡然理解了他，心里便舒坦许多。到底是在梦里释放了情绪，还是神佛菩萨借着梦来启示我？不得而知。

水墨谈起她的童年。

一岁时，父母离异。生父在母亲的口中非常坏，母亲说他家庭暴力，还在外面乱搞女人，但是水墨觉得生父对她挺好的。她仅见过生父一次，四岁时，生父偷偷摸摸寻到院子里见她，送了她两只玩偶。当晚，母亲狠狠地揍了她一顿，直揍得她两眼一黑，昏了过去。当然，这是时隔多年，水墨根据记忆片段推测的。自此，她有了毛绒玩偶“恐惧症”，不再碰这些“曾经的最爱”，性格变得越来越孤僻。

水墨：我恨她，我那么小，我哪里懂得他们大人的事？她就因为自己不幸福，自己是个怨妇，就把愤怒转移到我身上，她不配做母亲。从四岁那年，直到我十八岁，上了大学，她无数次打我。她的信条是，得罪家里人可以，不能得罪外人。

水墨眼里又燃起愤怒的火光。天色渐渐暗下来，她瘦弱的身影，像风中的残烛，颤抖着。

我点点头，心里隐隐作痛。但是，咨询进展到这里，一切都很顺利，水墨的偏执人格有了成长经历作依托，迷障即将破除，想到这儿，我又有一些欣喜。

兰馨老师：可以说说，她的信条如何伤害到你的吗？

把我往死里整

水墨说了几件她记忆深刻的事情。

水墨：我上小学时，我妈又找了个男的，就是我继父，但是我一直喊他叔叔。后来，他们就合伙做生意，开公司，家里日子比以前好过了些，我们搬家了。搬家后，我妈没时间给我做饭，家里一直在请保姆。记得我读初中时，一天，我在家做作业，保姆在厨房里一边炒菜一边放收音机，音量开得很大。我跑去和她理论一番，跟她说让她安静些，别打扰我。结果，我妈回来后，保姆就去我妈那里告状，说我骂她，说我没教养，我妈直接脱下鞋子打我的头，又抓我的头发，说只是给我点教训，下次再和保姆吵架，就把我往死里整。上高中后，一放暑假我就去我妈公司实习。有一次，为了报销发票的事，我和公司会计吵了一架，我妈当着公司全体员工的面扇我耳光，推我，我的后脑勺撞到了墙上。大学刚毕业，我去我妈公司工作。我表妹向我借钱，我手头管着一小笔货款，就借给了她，想着是亲戚，

> 也没要条子。后来，表妹死活不承认，说压根儿没见着一分钱，我软硬兼施，就差跪着求她了，没辙。后来，还是被我妈发现账目不对。那天，一回家我妈拿着一捆衣架追着打我。我继父在旁边帮腔，说把她往死里整。我躲进卧室，他们就在外面撬门。我怕被他们整死了，就打了110，说母亲和继父要害我，警察来了，只是调解了一番。

水墨讲述时，一开始很激动，很快就平静下来，慢慢地，脸上是一副麻木的神情，略带鄙夷，时而从鼻子里哼出一声冷笑。

她和她的情绪失去联结。也许太痛，痛到把自己完全包裹，还要装作什么都没有发生。

> 水墨：总之，她没有给我一点爱，一点都没有。平日里，也都是在讽刺挖苦我，说我怎么这么丑、这么笨，一点都不像她，别人家的女儿就是混成小太妹也比我好数倍，在她眼里，我一无是处。

水墨的故事，让人不寒而栗。她口中的“母亲”，比梦中的“红衣老女人”还要可怕数倍。

但是，她有没有夸大事实呢？

拨云见日

水墨一口气讲完，似乎很累，似乎觉得自己说太多了，她停下来，转头看向我，讲述时，她的目光一直转来转去，回避与我直视。

> 兰馨老师：所以，你感觉你没有被爱过，一直被母亲和继父粗暴地对待。这些经历给你留下心理阴影，对你产生了很深的影响，可以说，那个梦就是你过往经历的浓缩。你害怕母亲，至今，你仍然活在她在后面追你的恐惧中。因为她是你的至亲，这种对至亲的害怕，一直影响着你。

可能我这段话有些冷静旁观，水墨一开始没反应过来。沉浸在情绪里，人的注意力会变得分散，水墨要求我再重复一遍，于是，我用较浅显易懂的话将上面的意思重新说了一遍。水墨听懂后，轻轻摇摇头。话是这样说，但是我现在并不怕我妈了，我怕的是浩诚。

显然，我对水墨成长经历的诠释过急过快，她还没有把过往经历和自身人格联系起来。刚才，她非常坦诚地说出自己对母亲的评价，各种负面记忆。仅仅是在诠释她的“梦”，为“梦”找合理的现实依据。很多时候，咨询师依据理论匆忙做出解释，理论上虽能站住脚，但是超出来访者的理解程度，这种解释就起不到任何疗效。显然，我希望加快咨询进度，水墨在咨询一开始时的“优良”表现让我太过乐观。

兰馨老师：嗯，好的，那么，可以告诉我，你认为这些与母亲有关的成长经历，对你的性格有哪些影响？

水墨：嗯，这个问题我确实思考过，我特别在乎别人的评价，可能我妈一直在否定我吧。别人肯定我、认同我的时候，我就很开心，觉得自己还可以，但是，别人如果稍稍对我不好，我就感到自己甚至比不上一只蚂蚁，这时，想死的心都有。

兰馨老师：想死？想死是一种什么感觉？

水墨：就觉得自己一无是处，没有一点价值，活着也没啥意义，情绪非常低落，总之，非常难受、抑郁。

兰馨老师：当你抑郁的时候，你会做些什么呢？

水墨：我想干掉身边所有人，我觉得他们没一个是好人，所有人都很坏。

话音一落，水墨捂住脸，哭了出来。

天色渐暗，我打开灯，灯光不太亮，照在水墨背上，一片阴影映在墙上，抖抖索索的阴影。

我揪紧的心松了下来，咨询到这里，才真正拨云见日。

每当这时，我都会喝一口水。我端起杯子，喝了一大口茶。水墨还在哭泣，哭声渐渐弱了下去。

眼泪背后的信息

兰馨老师：如果你的眼泪会说话，它想告诉你什么信息呢？

水墨的情绪渐渐平复，她抬起朦胧的泪眼四处看看，像是重新审视房间。

水墨：如果我的眼泪会说话，它想说，这个小女孩太可怜啦！而且，我帮不了她，我帮不了她。

水墨又开始哽咽。她急忙扯出纸巾，捂住鼻子。

兰馨老师：为什么眼泪会认为自己帮不了小女孩呢？

水墨：哭就是没出息的表现。小时候，我妈打我，我一哭，我妈就骂我没出息，她就打得更厉害。我小时候太可怜了！

水墨的眼泪又出来了。积压了十多年的情绪，瞬间爆发。这一次，她的哭声变成一阵阵抽搐样的哀鸣，声音拖得很长，似在呐喊，似在怒吼。

在咨询中，我也常常目睹来访者情绪崩溃的情景。一开始做咨询，遇到此种情况，常会惊慌失措，想不出恰当的言语来安慰他们。在一次督导训练中，督导师说，面对此种情况，最好的方式是保持沉默，眼光不离来访者，在内心一遍遍体会他们此时的感受。沉默是一种高级技术。

这时，我在沉默，水墨在哀鸣。屋内，有一种诡异的寂静，我的内心，却是风起云涌。

兰馨老师：好的，这时，你再重新回到那个梦里，有没有对童年产生一些不一样的认识？

水墨：嗯，我想起来了，十月份，我妈查出患了癌症，一直在接受治疗。我想和浩诚离婚的事，我妈也知道，她说我的担心有道理。我发现，我和我妈很像，虽然我恨她，她得了癌症，我也没什么感觉，可能有一天她离开这个世界，我也不会多悲伤，但是，我还是像她，很像她。

黑色沼泽

水墨的母亲两个月前查出患了癌症，又是一个新信息。在梦里，那个孤独、苍老的妇人是年老的水墨，也是她行将就木的母亲。被母亲追赶，也是被死亡追赶。

存在主义心理治疗理论认为，亲人得绝症、去世往往会成为一个重大的“觉醒时刻”。来访者不得不直面人类的终极命运，倍感焦虑，生活一团糟，人生失去控制。但是，新的觉醒有可能到来，他们会重新审视自己的活法，成长突变也许就在几天内发生，这就是我们通常说的“一夜长大”。

水墨在上次咨询中提到的“担心”，是否与母亲生病有关？

> 水墨：是的，我担心浩诚要害我，谋我的财产，在我妈那里得到印证。我妈是家里的顶梁柱，她是公司的董事长，里外都靠她。如果她去世了，公司肯定就落到我继父和弟弟手里，我什么都没有了。

终于，水墨回到她所关心的老问题上。只是，这次，她的“担心”背后多了个母亲，母亲是她的过去，也是她的未来。她的“担心”不再凌空蹈虚，至少，有了成长经历的支撑。

母亲对她人格、婚姻观的影响也是显而易见的。

> 水墨：我现在知道，我的担心和恐惧，从小就存在，我怕我妈打我，我怕她和继父联合起来整死我，小时候的那种惧怕比现在强烈得多。一想起，我就像掉进黑色的沼泽，整个人往下陷。我很怕回忆，这些事，浩诚不知道，身边人都觉得我家庭条件不错，应该很幸福。

内在的“小墨”

咨询到了这里，还剩十五分钟。

水墨一口气抛出太多议题：梦的秘密、成长经历、母亲的影响、母亲生病。每个议题深入下去，都是一场疗愈之旅。只是，水墨抛出了很多线索，每根线顺藤摸瓜都能捕到鱼儿，交织成一个大网，却是错综复杂的陷阱。

> 兰馨老师：今天，我们花了很多时间谈你的梦，现在，咨询只剩十五分钟了。刚才你提到，你认为你帮不了小女孩。小女孩是儿时的自己，此时此刻

在我面前哭泣流泪的，是成年的你。我相信你一定能帮到那位小女孩，你相信吗？

水墨有些愕然，迟疑地点点头。

我请水墨再次回想刚才哭泣时所看到的画面，描述一下“小女孩”：她在做什么，她的穿着，她的心情，她所处的环境等。水墨的眼泪又下来了。

兰馨老师：好，请给小女孩取个名字。

水墨：叫她小墨吧。

兰馨老师：好，请看着小墨的眼睛，对她说，我能帮你，我能保护你，从此之后，没有人能伤害到你。

水墨重复了一遍，断断续续，她还在抽泣。

十分钟练习结束了。我请她回家后，每天做一次这样的练习，直到在内在世界里，“小墨”不再害怕，觉得安全为止。

自我剖析

咨询到了总结阶段。

兰馨老师：你认为自己解决了哪些问题？还有哪些问题没有解决？

水墨：其实，我今天收获很大。真的。

水墨诚恳地望着我，点点头。

咨询师和来访者信息不对称的情况很常见。很多时候，我认为有效的咨询是，给来访者一个完美的解释和有力的指导，向来访者证明自己的专业实力，然后静观其变，期待疗效在来访者身上静悄悄地发生；但是，我采用非指导性技术时，来访者能按照自己想要的方式展开叙述，虽然看起来，咨询师很被动，但是，疗效就在来访者叙述的时候产生了。

兰馨老师：哦，那你说说，今天有什么收获呢？

下面是水墨的陈述。

水墨：解梦和回顾童年时，我突然有种豁然开朗的感觉，看到了希望，真的。我一直都缺乏安全感，应该说，极其没有安全感。在家里，我从未感受过爱，除了外婆不骂我，母亲、继父、弟弟，都会骂我，嘲笑我。而且，我妈从来不信任我，她可以不分青红皂白就责打我，即便事后知道我受冤枉了，她也不会向我道歉。所以，我一直在防着所有人，对周围的人都有很强的防范意识，我害怕他们伤害我，害怕被误解，害怕别人不认同我。

今天，我最大的收获是，我认识浩诚时，知道他的职业类似于警察，我当时觉得好安全，我终于找到一个可以保护我、让我不再受欺负的人了。其实，我并不了解他，他的职业身份带给我一种安全的幻觉。后来，我们闪电恋爱、闪电结婚，我一直都很主动。因为，我需要安全感，我需要晚上睡觉有个男人的身体陪我，但是，我和他的沟通很少。其实，我对性并不是特别渴求，但是他不主动碰我，我一下失去了安全感。好像，那种对人的不信任和危机感又重新出现。

上次咨询，老师说，我现在最大的敌人是“担心”的感觉。是的，我回去后好好思考了一番，也按照老师的要求记录下了咨询心得。当我觉得不安全时，我内心非常恐慌，我想逃，而且，我控制不了自己的担心，总是在寻找各种证据证明浩诚要害我，婆婆要对付我。

这次咨询，我哭了很久，我的身体分裂成两个我，一个是一脸惊恐的“小墨”，一个是冷冷的、不懂如何帮助“小墨”的水墨。刚才的练习让我很舒服，心里非常踏实，能给“小墨”安全感的，只有我。我现在知道，问题在于我自己，我希望改变自己。

精神之旅

水墨说完后，咨询时间只剩五分钟了。

我很感动，眼眶有些湿润。水墨，这个被我定义为“偏执型人格”的女孩，仅凭一个梦，就有如此深刻而清晰的洞见。

还是罗杰斯的话经典，来访者才是最了解自己的人，他们知道的远远比咨询师多。

水墨的“觉醒”，得益于一个神秘的梦，也得益于她释放出的悲伤。

这次咨询之前，悲伤于她是一个熟悉的陌生人，恐惧、愤怒才是常客。恐惧、愤怒导致人的外归因（把现实困扰的原因归因于环境和他人），悲伤却让人停留在当下，去体会自己的丧失，和自己内心最脆弱的地方发生联结，带来深层的反省。

> 兰馨老师：那你希望做怎样的改变呢？
>
> 水墨：我希望和浩诚一起来做咨询，他曾经也这样提过，半年前吧。但是，目前我们已经分居，之前也吵得很凶。现在，我们每周见一次面，我都不知道怎样向他开口。

从离婚咨询进展到婚姻治疗，这是一个大跨度的飞跃。

夫妻沟通有个万能公式，你记住九字要诀——“说事实，说希望，说建议”。至少，你们这周见面时，应该不会吵架，我说。

水墨在我的指导下练习了两遍，内心仍然没底，我鼓励她勇敢尝试。

好的，反正总比吵架好，水墨点点头。

临走时，水墨希望和我握手，感受一下温度和力量。

外面，寒风四起，她需要有人带给她温暖。

亲爱的读者，看到这里，您会不会这样想：咨询中，还有很多谜团没有解开，水墨的觉悟来得太快了吧？

怎么说呢？心理咨询就像一段旅程，一路上遇到很多风景，也错过很多风景，最终，我们什么都带不走，但是，你会因此放弃旅行吗？旅程中，无法言说的美，才是你一路的收获，空白，也是一场难得的邂逅。故地重游，你会看得更真切。

水墨预约了第四次咨询，我期待和她继续精神之旅。

凋零的青春

寒假过完了，一开学就是初一下学期。

水墨一个人静静地在卧室里收拾书本和行李，一个假期没翻开过的书本积了一层薄薄的灰。灰尘抖落，四散飞去，像上百头没有翅膀的残虫躯壳，如同水墨此时的心情。

十三岁，本是如花的年纪，水墨却感觉自己已经死了，死在十三岁。镜子里那个会活动的女孩是谁？又黄又瘦，两眼无神，是她尚未入土的尸骸吗？

初一开始住校。起初，她是欣喜的，可以逃离母亲和继父，还有那个常常欺负她的弟弟。但是，住校才一周，水墨的心就凉了半截，她发现，自己没法和宿舍的五个女生相处，没办法，也不会。

一开始，水墨抱着讨好的初衷，给每个室友都带去礼物，也收获了她们短暂的好感。只是，水墨打心里瞧不起这五个女孩：三个来自县城，成绩好，考到省城重点中学；两个是本地人，父母做小本生意。水墨的家境比她们优越，自然有意无意流露出高人一等的姿态。况且，水墨的成绩比她们好，床铺打扫得比她们干净，每天起得最早，睡得也最早，生活习惯也比她们好。一周过去了，水墨又发现室友们更多的缺点，她不喜欢她们，讨厌她们，表面上，却装作一切都没有发生。也许水墨掩饰得不够好，也许室友们也看不惯她，渐渐地，她们都不和水墨讲话，进进出出，都当她是空气。有几次，室友们聊到一个话题，水墨很感兴趣，就搭了句话，一个牙尖嘴利的女孩马上反驳道，不懂就别瞎掺和，我们正说得带劲呢！水墨气不打一处来，再看看那四个女孩，全是一脸幸灾乐祸的表情。

从初一到初三，水墨都感到自己和他人之间有一堵厚厚的墙，她越不过去，别人也翻不过来。在班里，她没有一个朋友。这种情况一直持续到高中。高中，水墨仍然住校，仍然孤独，仍然独来独往。但是，她学会了争辩，学会了吵架，反正你们都不喜欢我，我也要让你们知道，我讨厌你们。室友回来晚了，打扰到她睡觉，她会骂上一两句，骂到整个宿舍的人都不敢吭声；室友感冒一直咳嗽，她会骂上两句，你是不是不让我看书，故意咳给我听？水墨成了一个怪人、一个刺儿头，所有人都怕她，所有人都恨她。

与其被人忽略，不如被人讨厌。至少，你们知道我的存在。

从十二岁到十八岁，别人的青春如花一样绽放，而水墨的青春，却早早凋零了。

第四次咨询

距离水墨上一次咨询已经过了五天，我没收到她的只言片语。她这几天过得怎样？情况有无好转？是否还想着离婚？她还认为浩诚要害她吗？

水墨的敏感和偏执我早就领教过，她的聪慧和思辨在上次咨询里崭露头角。她天资聪颖，自小成绩优异，大学期间读过很多心理学的书籍，分析自身问题头头是道。但是，她是否想匆匆结束咨询，用一些早已成竹在胸的分析搪塞我？这个念头突然冒出来，打断了我的思绪，我停下手中的工作，开始重新回顾水墨前前后后的行为。她需要一个长期咨询，不是三次就能解决问题的，我喃喃自语。不得不说，我对水墨产生了强烈的好奇，她在咨询中的“顿悟”是真相还是假象？此时，我正在看一本心理治疗书籍，其中清楚明白地提到“阻抗”的隐性表达：如果来访者表现得像个心理专家，也许他在阻抗，抗拒深度咨询。

道理我懂，也遇到过一进入咨询就唠唠叨叨各类心理学术语的来访者，但是，水墨的“顿悟”毕竟是“努力”才获得的。诚然，这种获得比一般来访者快，除了她的聪慧，难道，真有“阻抗”的因素吗？

第六天，水墨打来电话，助理接的，说她预约第二天的咨询，上午十一点。我松了一口气，是否存在“阻抗”，谜底这次就可以揭开。这次咨询，浩诚会跟她一起来吗？

补足功课

第二天，十一点零五分，水墨还没有来。

十一点十分，她打来电话，说正在等电梯，上一趟电梯没坐上，人太多了。

我正在翻看她的案例记录，头脑中时不时冒出的新念头。

迟到，不管背后的原因是什么，总能反映出来访者的潜在意愿。看来，这次咨询只能缩短时间了，她预约的是十一点到十二点，迟到了十分钟，咨询就相应缩短时间。这是否是水墨的潜在意愿呢？

今天，阳光明媚，是成都少有的太阳天。水墨穿出了春天的感觉，一件轻薄的黄色毛衣盖过膝盖，肩上罩一件深色花披肩。我注意到，她还画了一点淡妆，头发也盘在脑后。走进咨询室，我说，今天你迟到了，我们仍然十二点结束，咨询要缩减十分钟啦。水墨有些不情愿，又解释了一下，说电梯等了太长时间，能不能到十二点十分。

> 兰馨老师：我们抓紧时间，如果这次咨询展开顺利，我愿意为你延时一会儿。

水墨感激地点点头，从包里掏出本子，让我看看这几天她完成的“作业”。本子上画了一个两列表格。第一条记录着“说事实、说希望、说建议”，旁边一列备注着“周六沟通得不错”。

水墨：我按照老师的方法，周六给浩诚打了一个电话。电话里，我说，孩子今天哭得很厉害，这几天她晚上都睡不好，有时哭一整夜，白天胃口也不好，动不动就哭。嗯，就这样说的，完全是客观事实。

然后呢？我有些迫不及待。

然后嘛，我就停下来，等待他发话。他问我，有没有送孩子去看医生，挺着急的。我说没有。其实，我只是想见见他，和他说说话，所以，我就说，我希望你过来看一下孩子，我们商量一下。这就是老师教我的第二步，说，我希望。水墨说，抿嘴笑了笑。

是的，她学得很快，“说事实，说希望”的时候，杜绝用第二人称“你”，比如“你应该……”“你难道不知道……”“你为什么不……”，而是用“我”字开头。在和对方对话时，需要在每一句话开始前先自己掂量掂量，是否能用“我”开头做正常、无歧义、不显生硬的表达。很多来访者对话时情绪一上来，又开始使用指责口气，第二人称“你”像出膛的子弹，弹弹击中对方心门，逼得对方跳起来还击。所以，我建议来访者在对话前先做个预演，最好能事先把句式写下来。看起来，水墨这回的功课是做足了的，笔记本上写得密密麻麻。

先改变我自己

兰馨老师：浩诚的回答是什么？

水墨：他先是犹豫了一下，可能我说话过于客气，他有点不习惯，好像有些防着我。他问，我有必要去吗？要不我让妈去看看？这时，我就说了“我建议”。我说，毕竟我们是孩子的父母，我们即使分开了，和孩子的血缘关系却是永恒的，所以呢，我们之间的问题不能回避，尤其在孩子的教育问题上，孩子不能没有爸爸。我建议，我们心平气和地商量一下各自在孩子成长上所要负的责任。

我不禁拍手叫好。

说这段话时，水墨一字一句地照着本子念，显得有些生硬。看得出，她真心希望做出改变，打电话之前做了很充分的准备。

> 水墨：周六中午，浩诚过来了。我和他聊了下孩子的近况，他让我再多观察几天，可能因为孩子之前一直是奶奶带，晚上都要哄着她睡，现在我和阿姨带她，孩子还没适应过来。那天，我们交流得很好，一次都没有提离婚的事。我还告诉他，我现在正在接受心理咨询，也认识到自己身上的问题，每天都在做自我成长的功课，也在阅读心理学的书籍。浩诚听了之后很惊讶，他说，如果有可能，他也可以过来找老师看看。

一席话说完，水墨把本子放在膝盖上，得意地看着我，眼睛里透着胜利的喜悦。

> 兰馨老师：好的，至于浩诚要不要和你一起接受婚姻咨询，我们下一步再讨论。周六的会面是一个好兆头，回去后你们可以继续做这样的约定，每周见一次面，一起陪陪孩子，聊聊各自的近况。下次和浩诚会面前，仍然像这次一样，做足准备功课，直到，你可以把新的沟通句式烂熟于心，好吗？

嗯嗯，水墨点点头。正午，一抹阳光透过厚厚的窗帘照进来，形成多条细长的光柱，金光闪闪，在地板上跳跃。

> 兰馨老师：那么，这次你的咨询目标是什么呢？
>
> 水墨：其实呢，上次咨询回去后，我很想拉着浩诚一起过来，周六他也主动提出了，但是呢，我总觉得自己还有好多问题没解决。当然，我和他的沟通肯定有问题，他的心理也不是特别健康，但是，现在，我既然意识到自己的问题，我想先做出改变，等到自己有底气了，再和他一起过来。
>
> 兰馨老师：那你认为自己目前有哪些需要解决的问题呢？
>
> 水墨：我经常把别人想得很坏。

水墨极其肯定地说出这句话，掷地有声。

读者请注意，她说的不是“别人都是坏人”，而是“我经常把别人想得很坏”。

我总是把人往坏处想

水墨：我经常把别人想得很坏，好像周围的人都是坏人，非常敏感，这一点，我有时候能意识到，有时候意识不到。意识到的时候，我知道是自己想多了，但是，我控制不住那种害怕和担心，意识不到的时候，就活得暗无天日。

有时候，我会觉得别人的一声咳嗽都是针对我的。我初中开始住校，和室友都合不来。高中时，宿舍里一个女生老咳嗽，我觉得她的每一声咳嗽都针对我。我闹过，吵过，被她骂作神经病，但是，她一咳嗽，我就浑身毛躁，什么事也做不成，总在思考自己做错了什么，自己哪里不对劲，为什么她要故意针对我……

我们家一直有保姆，保姆在厨房里的声音过大，我也觉得她是故意针对我。我吼过保姆，也和她吵过，无济于事，我妈还因为这个事情打过我。上两周，保姆说要给小孩添件衣服，说天冷了，我觉得小孩体温高，不怕冷，就说不添。保姆多唠叨了几句。我回了一句，我家的小孩，关你什么事？可能我说话时很凶，保姆当时就拉下了脸，接连几天都不高兴，对我没好脸色。我觉得她故意欺负我，很想辞退她。

头几次咨询，我总觉得别人坏，别人要对付我，但是，上次咨询回去后，我隐隐感觉，好像是我故意把别人想得很坏，很多矛盾都是我故意挑起来的，也许并不是别人有问题，真的是我自己出了问题。

好消息

咨询到这里，出现一个很大的转折。虽然，问题是相似的，水墨感觉周围的人都在联手对付她，但是，她能够感知到，一种说不清的惯性推动着她，让她把别人往坏处想——也就是说，她的另一个自我，会在不经意的时候提醒她：别人没有你想的那么坏，你想多了。问题出在她的内心冲突上。这是水墨认知上的一大飞跃，问题关键在于，道理她懂，如何改变？单单告诉她，你想多了，以后把别人往好处想，会有帮助吗？显然，心理咨询重在探讨内心冲突背后的症结，说教起不到丝毫作用。

兰馨老师：我想知道，在你说“我总是把别人往坏处想”之前的这几天，你经历了哪些事情？

我想知道水墨如何有这样的觉悟。从“别人要害我，别人都很坏”到“并不是别人要害我，是我自己的原因，我把别人想得很坏”，看上去，几字之差，意义上却有天壤之别。

水墨低下头，脸上泛起两道红晕。半晌，她才抬起头说，是浩诚说的，我问他我有什么缺点，他说出来的。

原来，周六，水墨约浩诚到家里来看孩子。孩子很乖，一整天都没有哭闹。浩诚极力展现一个好父亲的角色，换尿布、冲奶粉，在屋里进进出出。中午，两人去楼下吃了顿快餐。下午，浩诚载着母女俩去公园兜风，一家三口，和和美美的。晚上，浩诚留在水墨住处，没有走。

算是破镜重圆，好事啊！我笑着说，那后来的几天你们都住一起吗？

水墨摇摇头，周日一大早，他就回去了，好像，我们都有些尴尬，她说道。

兰馨老师：所以，你仍然愿意挽回这桩婚姻，愿意为浩诚去改变自己，而且你也认同他对你的评价？

嗯，水墨点点头。

你信任过我吗？

兰馨老师：你自己怎么看待这种总是把别人往坏处想的心理呢？

水墨：嗯，我记得，我上了初中后，就没再信任过任何一个人。小学时，别人都有伙伴，就我没有，但没觉得自己不正常，每天保姆会接送我上学放学，自己成绩也还不错。但是，初中后，我开始住校，一直到高中、大学，我和室友都处不来。我不信任任何一个人，尤其是身边的人。上大学后，我参加了一些社团，交了一些异性朋友，也在网上认识了几个外校的男的，交过一个男朋友，但是，我内心清楚，我和他们都保持一定的心理距离。

兰馨老师：你不信任他人，是怕别人伤害到你吗？你以前说过的，你怕妈妈打你，误解你，你这种心理很容易投射到与你有关的任何人那里。

水墨：是的，我以前总认为是别人的问题。但是，这段时间，我渐渐发现，有可能是我自己出了问题。就拿目前和浩诚的关系来说吧，我主动请他来看小孩，确实，我们沟通得也不错。但是，这几天，我心里一直隐隐感到害怕，小孩很亲他，一见他就很开心，如果我们离婚了，他会不会利用孩子不让孩子认我；但是，如果我不让他来看孩子的话，孩子老哭，我怕小孩没父爱，心理会出问题。

水墨能意识到问题出在自己身上，那么，一直在害怕和矛盾里纠结就没太多意思了。这时，我必须让水墨在从自己身上找闪光点。每个人能存活至今，必定有过把自己托付给他人、信任他人的经历，只是，在一次次的负面经历后，我们忘记了曾经有过的闪亮记忆。

兰馨老师：嗯，我在思考一个问题，你真的从来没有信任他人的经验吗？

水墨想了想，摇摇头，没有，她坚定地说。

那你信任我吗？我将身子往前探探，低声问道。

水墨一惊，有点不知所措，她尴尬地张张嘴，双手来回搓着。怎么说呢？其实，我一开始也是不信任您的，真的，老师您不要生气。但是，现在，我很信任您，我都不知道，这种信任什么时候建立起来的，水墨语气诚恳，话速缓慢，刻意重读了“您”这个字。

但是，你刚才说，上初中后，你从来没信任过任何一个人，但是，至少听起来，你信任我，我说。

哦，我说的生活里的人，我把老师排除在外了，水墨匆忙解释。

好的，那我真想听听你对我的信任是如何建立起来的，我问道。

水墨：您理解我，不管我说什么，您都相信我，而且，您没有批评过我，在您这里，我觉得安全。可能，信任就是这样一点点建立起来的。哦，我想起来了，我还信任过一个人——我第一个男朋友。

从信任到不信任

水墨：读大三时，我在网上认识了他，他毕业了，刚工作。这是我第一次恋爱，在网上聊天时，我们很聊得来，我说的，他都懂，我没说的，他也懂。有这样一种感觉，如果有一种魔法，把一个人的心掰成两半，他就拥有我的另一半，是我的知己。恋爱后，我们很快就同居了，直到我毕业。后来分手，一个原因是我们不能在同一个城市，另一个原因，他公司女同事很多。有几次，一个女的周末打电话，让他一起加班，我们为这件事情吵了好多次架。我爱他，所以我在乎，我吃醋。矛盾步步升级，累了，疲倦了，我们也不能在一起了。

水墨叹了口气，好无奈。

兰馨老师：你吃醋的时候，和他吵架的时候，你信任他吗？

水墨摇摇头，不，一点都不。当时，我就觉得他骗了我，只是，这么多年过去，回想一下，他对我真的很好，我们感情好的时候，在一起真的很快乐。

兰馨老师：从信任转向不信任。听起来，你和浩诚的关系也是这样，最开始，你们在网上认识，相爱，闪婚，最初也很甜蜜，但是后来，你不仅不信任他，还觉得他要害你。

水墨沉默，没有吭声，似乎在思考我的话。

我继续说道，你说到中学的室友时，我听出来，一开始，你想和她们建立信任关系，你会主动给她们带礼物，只是，你很快发现了她们的缺点，你讨厌她们，也不相信她们会喜欢你，也是从信任到不信任。包括你的婆婆，一开始，你们处得不错，但是后来，你觉得她不喜欢你，担心她和丈夫联合起来对付你，情况就急转直下了。

水墨有些发呆，按照她的性格，这时一定会马上接话，辩解，解释，补充，但是，她依然沉默，目不转睛地注视着墙角。

我看看时间，还剩二十分钟。

安全感

我停顿了一下，大概有十秒，时钟的滴答声，格外清晰。

> 兰馨老师：但是我和你的关系似乎例外。你一开始不信任我，后来转而信任，你说我理解你，听你说话，不批评你，你在我这里有安全感。我们的关系，是从不信任转向信任。这个过程中，你发现了什么？

水墨转头朝向我。

> 水墨：嗯，老师的话勾起我很多回忆，刚才我一不小心陷进去了，但是，您说的话我都理解到了。是的，我和别人的关系，一一算来，似乎都是从信任到不信任，而且转变得很快，包括我第一个男朋友。因为是第一次恋爱，记忆很深刻，转变要慢一些。浩诚那里，我一怀孕，我们的关系就没有以前那么好了，我开始怀疑。好像真的只有在老师这里，我是从不信任转向信任的，因为别人都不能带给我安全感，只有在您这儿，我能获得安全感。

安全感，终究只有自己给自己。

亲爱的读者，咨询到了这里，我们已经深入了解到水墨偏执型人格的“核心”——不信任人。人格的形成源于早年经历，从前面的咨询我们得知，水墨有一位神经质、性格偏执的母亲，常常会无缘由地把自己的情绪发泄到女儿身上；可以说，母亲“不信任”女儿，常常因“误解”而责打她，这种“不信任”也传染给了水墨。

即便是母女关系，也应基于平等而互相尊重和信任，幼小的孩子，唯有把自己全然托付给成年人，才得以存活。孩子对家长的信任是与生俱来的，不掺杂一丝怀疑。孩子信任父母会保护他，会一如自己爱父母一样爱他，也信任父母对自己的评判。无来由的责打、责骂、误解，会对孩子的心灵造成极大的戕害，让孩子形成负面的自我评价：我是不被爱的，我是不值得被爱的；形成对他人的评价：别人都不信任我，所以会毫无理由地伤害我；形成对世界的评价：世界是危险的，我只有保护好我自己。

随之而来的负面情绪，如恐惧、担忧、愤怒、无助，会如影相随。为了保护自己，避免受伤，孩子宁愿生活在人际隔离中，这样，他也学不会和人建立信任关系。在和人相处的过程中，他总担心别人不喜欢他，对他心怀敌意，于是，他也怀着戒备的心对待他人，会将蛛丝马迹臆断为“你真的不喜欢我”“你不喜欢我，那么你是不是要害我”……一次次印证自己的深层自我评价：我是不被爱的，我是不值得被爱的。

深层信念

> 兰馨老师：“信任”是一种能力，通过咨询，你能够培养出这样一种能力，前提是，你心里有安全感。

水墨点点头表示认可，随后又声称，自己从小到大都是别人必须给予她、别人认可她，她才有安全感，妈妈温柔一点，她的自我评价就高一点；老师、同学肯定她，她就认为自己有价值感，内心踏实；前男友认可她，她就感觉自己是生活的主人。

> 兰馨老师：如果他们都不认可你，也不理解你，你心里就没有安全感，也感受不到自己的价值吗？我想知道，你难道一直心甘情愿被他人主宰自己的人生吗？

我提到上次快结束时我们做的练习：成年的水墨和内心幼小的“小墨”对话，安慰她，拥抱她，直到看到“小墨”不再伤心难过。

水墨说她回去做过几次练习，没有持续下去，但是做完后，觉得身体暖暖的，内心踏实了不少。

在这个环节，我需要让水墨明白这样一个事实：安全感只有自己给自己。这么一个简单、稀松平常、类似于心灵鸡汤的道理，亲爱的读者，您也一定懂得，但是落实到日常生活里，有几人能真正做得到？

“拥抱内在小孩”的练习，是一个很好的重建安全感的自我疗愈方法。

此时，我开始分析水墨的深层信念。如果说“拥抱内在小孩”是在唤起我们自小就缺失的某种感觉，深层信念分析就是从理性上去理解并重建我们当前的生活。

从感性层面到理性层面，她都需要拐杖。只有这样，结束咨询后，她才能拥有行走的能力。

> 兰馨老师：总结我们前几次咨询，我听到你一直在说这么几句话，有的是明确说出来的，有的是你话语中的潜台词，你能够记下来吗？

水墨掏出笔，在本子上做着记录。

第一句话：我不能容忍他人一丝一毫的缺点。

第二句话：世上没有好人，我只相信自己。

第三句话：感到来自他人的危险，我必须马上强烈反击，要让他知道我比他更强。

第四句话：我不能表现出温柔，不能表现出不强大。

记录完毕，水墨只对前三句话表示赞同和理解，第四句话，似乎和她有关，似乎又无关。

其实，这是偏执型人格最常有的四种深层信念，也叫“不合理信念”，会直接影响到她对人、事和周遭环境的情绪和判断，可以左右她的行为。

造句游戏

总体来说，我的治疗框架中的存在主义和人本主义治疗、精神分析为认识来访者的基石。认知疗法具有很强的操作性，在治疗遇到难关时，也是一个很好用的工具。

只是话锋突然一转，从探讨安全感到分析深层信念，弄得水墨有些恍惚，不知所措。是的，要不是咨询时间的限定，我可能会沿着“安全感”的主线深入下去。

也许我对水墨产生了“反移情”，感觉她是孩子，我是她的再生父母。我必须在这次咨询中教导她一些东西，所以，在提出这“四句话”时，我表现出很强的主导性和操控性。这次咨询后，在督导时，我也清晰地认识到这个问题。

> 兰馨老师：好的，现在我把第一句话改一下，改成“我能够容忍他人的缺点，因为……”，后面的句子请你填写，你会怎么写？

水墨拿起笔，思忖几秒，抬头问我，是填我真实的想法，还是仅仅是造句？

都可以，我说。

我们的思想通过语言表达出来才能被我们自己意识到，每个人的内心都很复杂，充斥着各类声音，捕捉到那一闪而过的微弱声音，用语言表达出来，即使是“造句”，也会成为我们自己的思想。

我将四个句子都做了一些改动，让水墨在后面填上“因为……”。

下面是水墨填写的新句子。当然，有的是我和她一起讨论后她受到启发补充的。我们和旧句子做一下对比。

旧句子	新句子
我不能容忍他人一丝一毫的缺点。	我能够容忍他人的缺点，因为我也是一个有缺点的人，容忍他人不一定会伤害到我，可能还会让我变得更强大。
世上没有好人，我只相信自己。	世上有好人，有坏人，我愿意相信好人，因为信任他人带给我安全感和幸福感，我要学会分辨好人和坏人。
感到来自他人的危险，我必须马上强烈反击，要让他知道我比他更强。	感到来自他人的危险，我不一定马上做出反击，因为他人不一定要伤害我，可能是我自己把别人想成了坏人，如果马上还击，会破坏关系，也不能显示我的强大，真正的强大，是不容易受伤害的能力。
我不能表现出温柔，不能表现出不强大。	我可以表现出温柔，因为温柔不一定是弱小，只有敢于在别人面前暴露自己软弱和真实的一面，才是不怕受伤害的表现，才是真正的强大。

人际关系训练法结合认知理论，是治疗偏执型人格常采用的方法，在来访者的深层信念里，找出那些与他人有关的信念，转换内在语言的陈述方式后，再在生活中实践出来。

接下来，我一遍遍地让水墨把句子中的他人变成生活中具体的人，从丈夫“浩诚”开始，到“婆婆”“保姆”“同学”，最后是“妈妈”，我让她一遍遍复述，复述的时候体会句子的意思，体会自己内心感觉的变化。

咨询还剩五分钟，该总结了。

暴露软弱

> 兰馨老师：这次咨询，你意识到，当前最重要的工作是改变自己。我们探讨了不信任人、安全感的话题，经过最后的造句练习，你现在怎么看待自己的问题呢？

“指导性”的训练之后，我回归到了“非指导性”的对话当中，让水墨调动她的内在资源，去整合这次咨询中体会深刻的地方。经验告诉我，来访者所感受到的，往往和咨询师有较大出入，而且，他们能感受到咨询师没有觉察到的一些细微之处。

> 水墨：做练习的时候，最后一句话，“敢于在别人面前暴露自己软弱和真实的一面，才是不怕受伤害的表现”，这是我体会最深的。确实，我能感受到，从几岁开始，我就给自己的心包裹了一层硬壳，好像我对什么都不在乎，我也争强好胜，让别人觉得我很强势，是个厉害的角色。我终于明白，为什么我在老师这里可以获得安全感，因为你一步步引导我暴露出自己的软弱和真实。这一点，才是我从来没有过的体验。

接下来，我们讨论在生活中如何实践这一点。

结婚，是一个最好的心理疗愈过程。

在婚姻中，人在原生家庭里的一切创伤会集中而强烈地爆发出来。处理得好，是改变的契机，处理得不好，就是一场残忍的你争我斗，最后两败俱伤。

水墨和浩诚的相处模式，不就是她在原生家庭里和家人相处模式的夸张和浓缩吗？她离不开母亲，又害怕母亲伤害她，和浩诚本质上也是这样。加之，自小缺失父爱，导致她把对父爱的期望全部投射到男性那里，希望浩诚做一个关怀、爱护、无微不至的“父亲”。至于浩诚的“暴力”，固然与浩诚自己人格不成熟有关，更大的原因却是水墨的“自我实现”。通俗地讲，主动触怒对方，挑战对方底线，让对方对自己施加暴力，以证明对方是个“坏人”，这样一来，自己就生活在自小熟悉的家庭相处模式中了。

> 兰馨老师：向浩诚说明你软弱的地方，包括从儿时到现在，不做任何解释，更不对他的行为做出点评。你可以说，你其实不希望和他离婚，你只是想通过“闹离婚”的方式让他更在乎你，你需要的是爱，你们曾经有过非常甜蜜的回忆，那是你人生最美好的一部分，你怀念这些回忆。并且，即使你们分手了，你也永远将这些美好带在身边，至少，它让你成长了。

水墨在本子上规规矩矩地记录着，这是此次咨询的作业。

尾声

作为案例记录，我所记下的文字毕竟有限。实际咨询中，重峦叠嶂，险象环生。事后，我只能提炼出一条山中主路，虽然会错失一些路边风景，但毕竟是一条通往治愈的路。

最后一次咨询，过了一周，我没收到水墨的反馈信息。她需要做长期咨询，但为何不告诉我上次咨询后的感受，预约下次咨询呢？

过了两周，水墨发来一条很长的消息：

“兰馨老师，抱歉，好久没和您联系，这两周，我妈妈的病情突然恶化，住院了，我天天守护在她身旁，一开始，浩诚隔三岔五地过来，后来，他主动提出和我轮班，我很感动。有些奇怪的事情在我身上发生了。妈妈住院后，医生评估，她活不过半年。我突然觉得自己长大了，在我眼中，妈妈反而成了软弱的孩子，我在她面前可以很自信，也不再怕她。可能这样说显得我铁石心肠，但是，我真的找回了安全感。我要照顾妈妈，还要照顾女儿，我必须做一个内心强大的女人。我也向浩诚暴露了自己的软弱，也和他分享了我的咨询体会，没想到，他非常理解，也非常同情我，怪我为什么不和他多讲讲我内心的感受。他也向我道歉，说自己太好面子，性子急，当我在人前不给他面子时，他会特别气愤，还失手打了我，以后一定改。我也不知道我们的婚姻会不会继续走下去，我们都不谈这个问题，但是，就像老师说的一样，至少这段时间，我成长了很多，认清了自己的很多问题。只要他在我身边，我就尽量去信任他，不管结果如何，珍惜现在吧。”

在后来的一两个月里，水墨又给我发了几次消息。她和浩诚还是会争吵，病榻上的母亲，还是会和她嘀咕一些“提防男人”的话，婆婆有时还是会唠叨，说自己儿子的工作不如原来的好，还是在广州好，等等。都不是新情况了，在咨询中，这些场景都轮番上演过，只是，问题的程度比咨询时轻得多。我会提及一些词句，诸如“信任”“安全感”“把别人都想成坏人”，让水墨去回想我们咨询时的对话，让她去翻看她做过的作业，我还把我的咨询记录发给她，请她看了之后给我做反馈。这样一来，大部分问题都迎刃而解了。

至今，好几年过去了，逢年过节，水墨都会给我发问候的消息，她没有再走进咨询室。我并不认为，水墨是因母亲病重而中断咨询，相反，即将走到生命尽头的母亲，让她看到未来的自己。这不失为一种“冲击疗法”，迫使她“扮演”强者，接受浩诚的帮助，把思想重心放到繁杂的生活琐事上，也没空“胡思乱想”了。有时我在想，如果水墨没有找我咨询，母亲住院，她是否也会自动痊愈，改善和浩诚的关系？谁说得清呢！

眼下，离婚率节节攀升，我们看到的是数字，在当事人那里，却是疼痛难耐的人生断层。成长的创伤、潜藏的心理阴霾，都从断层下喷涌而出。这时，是挑战，也是机遇。我感谢水墨，在我陪她走过最艰难的人生旅途的同时，也迫使我一次次反观自己的成长和婚姻，都说“咨询师是来访者的镜子”，其实，“来访者也是咨询师的镜子”。生而为人，必定拥有很多共通经验，有时甚至惊人相似。一轮咨询下来，咨询师受伤的心灵，也会被温柔地触摸到，和来访者共奏心曲。

也许，这就是我做心理咨询师的坚持。

我不是“病人”，是女儿

父母儿女结缘一场，

一句话，

只要你在，

一切安好。

噩梦

“哐啷”一声，铁笼上了锁。

野兽在嚎叫。

一片漆黑中，小丽大气不敢出，她的手指在冰冷的铁笼上缓缓滑动，铁锈扎进肉里，渗出血，血的腥味，诱使野兽又发出一声嚎叫。

来吧，来吧！

铁笼外，一个魅惑的声音低沉地唤着，小丽知道，那是每晚都来探访她的——死神！

她慢慢蹲下来，摸到一把刀，刀刃和她皮肤接触的一瞬，强电流闪过，小丽浑身一软，瘫倒在地上。

女儿！女儿！

是爸爸的声音！

女儿！女儿！

是妈妈的声音！

声音越来越近。小丽睁开眼睛，漆黑中，她只能依稀看到铁笼的轮廓，大小如她的书房，那一条条钢筋像教学楼的护栏，铁锈的味道，像血的腥味。

爸爸妈妈在外面摇动铁笼，呼喊着她，小丽只是睁着眼，一动不动地躺着。

高考倒计时一百八十天！

是老师的声音。

小丽翻了个身，手又触碰到那把刀，她抓住刀把，狠狠地朝胸膛刺去。

铁笼外，一片哭声。小丽睁着空洞的大眼睛，感觉身体越来越轻，慢慢升起来，飘出了铁笼。

她的嘴角向上轻轻一翘，醒了。

第一次咨询

深秋，枯黄的叶子落了一地。我刚下课，骑辆小单车从学校往咨询室方向赶去。街角，两位六十岁上下的清洁工手持扫帚清扫着落叶，一边干活一边聊天。

“昨晚看电视，说现在城头的人心头不舒服，找人去摆谈一下，还要给钱！”

“哪个不是？我家那娃儿，骂是不管用的，给钱才管用，不给钱硬是不得给你回来！”

……

底层老百姓都开始关注“心理咨询”的设置和原理了（设置：职业化的，需要收费；原理：解决人的心理问题，其中，最常见的是情绪问题），对于心理咨询师来说，真是一件值得庆幸的事情。

什么是双重关系？

昨晚九点多，我接到一个电话。

“喂，是兰馨老师吗？我是 xxx 介绍过来到你这里来咨询的，我女儿得抑郁症了……现在都高三上学期，马上要高考了，她这样子怎么参加高考啊？医院给她开了很多治抑郁症的药，我们很担心她吃了会有副作用，看能不能通过心理咨询来帮助她……”

打电话的王先生是我一位同行推荐过来的，他和王先生是多年好友，不便直接以心理咨询师的身份在王先生家人面前出现。这里需要普及一个心理咨询的职业伦理常识：熟人、朋友之间不做咨询，否则，双重身份关系容易伤害到咨询师和来访者。比如，王先生的女儿和我的同行一直都是晚辈和长辈之间的关系，如果我的同行成了她的咨询师，又多了一层咨访关系，这种双重关系不利于来访者隐私的保护，更不利于保证咨询效果，是有悖于咨询师职业伦理的。背后的原理机制相当复杂，我就不一一赘述，感兴趣的朋友可以找一本有关心理咨询伦理的书来看看。但是，如果您有曾在火车上遇见过一位亲切的陌生人，相谈甚欢，甚至讲出多少年都没跟家人朋友讲过的话，感觉心里某个结“咯噔”一声打开了，下车后互道珍重，永不相见的经历，您就能理解我刚才说的这条心理咨询的职业伦理了。

家庭互动

到了咨询室，等了十分钟，助理过来敲门，说，王先生和他妻子带着女儿小丽来了。

王先生，四十五岁，身材矮小，精瘦，严重谢顶，裹一身不太合身的西装，说话时头微微朝前倾，脖子一缩一缩的。妻子年龄和他相当，微胖，穿着深黑色的羽绒服，嘴角耷拉着。

夫妇俩表情凝重，眼里充满焦虑，说话行动都显得极为紧张，还没等我坐定，就开始介绍来意，指着身旁的女儿说，女儿小丽病了，请救救女儿。

丈夫先说，妻子几次想补充，被丈夫怼了回去。

“你又不懂，少插话。”

说话间，夫妇俩只是看向女儿，相互间无任何眼神交流。

我请夫妇俩先休息一下，喝杯水，这时，助理将咨询登记表递上去，王先生让小丽填，小丽不吭声，摇摇头。

“那我来填啦？”

王先生说。

小丽仍不吭声，王先生无奈地拿起笔，填上小丽的基本信息。

其间，母亲试图去摸小丽的肩膀，小丽立刻闪躲，母亲扑了个空。

一家三口这些举动，在一位有经验的咨询师看来，已经透露出很多信息。首先，父亲在家里比较有话语权，母亲顺从父亲；其次，父亲和母亲的关系比较疏离，沟通较少，但是，孩子病了，父母重新团结起来；最后，相比于母亲，女儿和父亲的关系应该稍稍好一些。

小丽接过助理递上的水，双手捧着像捧热水袋。她身材娇小，长得很像父亲，瘦长脸，眼睛圆圆的，也架一副厚厚的眼镜，马尾辫，嘴角耷拉的样子却很像母亲。我注意到，她耳朵上留有耳洞，说明在她“生病”前，在她居住的小镇上，她是一个爱美还有点小叛逆的女孩。

相比父母的严肃和紧张，小丽一直是很轻松、无所谓的样子。我向她问好，她看了我一眼，什么话也没说，眼神里似乎写着：我才不在乎呢。

重度抑郁症？

填了咨询登记表，我将小丽请到咨询室。小丽找了一个离我最远的地方坐下，眼睛一直不看我，说话声音很小，内容却很流畅，像是编排好的台词。

> 兰馨老师：你遇到什么困难，希望我怎样帮你呢？
>
> 小丽：我睡眠不好，经常做噩梦，情绪很低落，觉得身体没力气，每个月经期肚子会疼，在班上跟同学的关系不好，成绩下降。

兰馨老师：那你去医院看过吗？

小丽：去过，医生说是重度抑郁症，给我开了很多药，父母说西药吃多了不好，就没吃。这几个月一直在吃中药调理，现在还在吃。

小丽说的“抑郁症”正是她父亲在电话里向我咨询的问题。父母带着女儿从镇上赶车到成都，经朋友介绍，到成都一家公立医院看精神科。医生和小丽的谈话时间总共不超过十分钟，就给小丽下了诊断——抑郁症，又开了一大堆药。王先生在电话里一再强调：不是我们吝惜钱不给孩子吃药，这些西药吃多了肯定要影响孩子的生长发育呀，孩子现在又吃了半年中药，不能再吃药了。

当然，这是父母给我的描述，我还需要听小丽的自述。

兰馨老师：可以告诉我，那天在医院里医生给你做诊断的经过吗？

小丽歪着头想了想，露出不易察觉的一笑。这一笑，没有逃过我的眼睛。

她强调，那个医院是成都最权威的精神病医院，最权威的，挂的也是专家号，需要提前两周预约。医生约有五十岁，让她做了一个测试，又向父母询问了一些问题：不外乎，睡眠好不好，吃饭如何，体重有没有减轻……小丽很快做完测试，交了答卷。医生又问了几个问题，比如，有没有想过自杀？一天之内是早上情绪最糟糕还是晚上情绪最糟糕？小丽说，想过自杀，早上不想起床，晚上睡不着。医生看了看测试结果，在诊断书上写下：重度抑郁症。

讲到这里，小丽重复了一遍“重度抑郁症”，问我，重度，就是最严重的，是吗？

“病人”

我默不作声，看着小丽，表情慢慢严肃起来。凭我的经验，从身体症状来看，小丽是有些轻度抑郁，但并没到需要吃药的地步，她的情绪看起来确实有些低落，但是思路一点不缓慢。如果真是重度抑郁症，没办法一上来就和我做这么畅快的交流。而小丽在咨询的一开始，不需要我的引导就将各方面症状和盘托出，实属罕见。

而且，小丽说的“症状”都是客观存在的、便于医生诊断的外在症状。她的表述中几乎没有提及有关情绪的词汇，同时也没有情绪的外露，比如，我觉得内心很悲伤，我感到很痛苦，等等。我判断有两种可能：第一，小丽被赋予“病人”的身份，赋予她这个身份的人可以从中获益；第二，小丽主动想当“病人”，成为病人能让她获益。

此话怎讲？在生物界，动物都有假死现象，最常见的当属鼠类。遇见重大危险，老鼠明知无法抗衡，就四脚朝天故作僵死状，却并非束手就擒，而是因为某些天敌，一则，不吃死尸，二则，死便死了，就不急着追杀你了。这时，老鼠眼睛斜眯成一条缝，伺机逃跑，等对方稍一松懈，便鼠体腾空，一溜烟跑得没影了。在这里，“装死”是能让老鼠获益的。

我相信，每个孩子都有在童年因“生病”而获得父母特别照顾的经历。这时候，脾气火爆的母亲突然变得温柔，公务繁忙的父亲突然每天往家里跑。想吃啥有啥，想干啥父母都不反对，因为——谁叫你是个“病人”呢？亲爱的读者，您有这样的经历吗？

在心理学上，有一类人长年亚健康，什么病流行就得什么病，别人得病他也得病，抛开先天免疫力的因素，心理学家称之为“心身疾病”。其根本原因是，他内心住着一个因生病而被特殊关爱过的小孩，他缺乏爱和关怀。这就叫因“病人”的身份而获益。

至于小丽是否因着被赋予了“病人”身份让自己获益，只有到咨询最后，答案才会揭晓。

不想上学的学生

兰馨老师：给我讲讲你和抑郁症的故事吧。

小丽：我以前性格其实很开朗的，有很多朋友，不用功，学习成绩都还可以。上了高中后，学习压力越来越大，成绩跟不上了，一旦做不好事情就喜欢伤害自己。比如，用刀割自己的手（她的左手臂上有淡淡的疤痕，说话时，她主动撩起毛衣给我看，两道淡淡的刀疤，像两条弯弯曲曲的白蚯蚓）。

高二时，渐渐地跟同学关系疏远了，班上有几个同学特别爱议论人，有一些话传到我耳朵里，我觉得她们说我坏话。我想转学，不想读书，不想做作业，也不想高考了。但是，我觉得父母是很爱面子的人，在镇上也是有头有脸的人，我不参加高考，不上大学，他们在朋友那里肯定没面子。有一次，我家一个表姐就对我说，我高考如果考不好是整个家族的耻辱，因为其他亲戚的小孩学习成绩都特别好。

现在，我和父母的交流很少，初中时经常因跟他们的想法不一样，争吵得厉害。高二开始懒得跟他们吵了，话也不想跟他们说。

小丽似乎说完了，顿了顿，又看看我，这时，她的表情已放松不少，不像一开始那么紧张了，和我之间的眼神互动也多了起来。

听完小丽的故事，我感到困惑的是，小丽发病的原因仅仅是因为学习压力和不良的人际关系吗？那么多学生面临高考，为什么单单她得了“抑郁症”？是班上人际关系不良影响了她的情绪，让她不想上学，导致她的厌学甚至放弃读书，放弃高考呢？如果真的是人际关系导致的，那她在班上的处境到底如何？

兰馨老师：你刚才说，班上有几个同学说你坏话，导致你不想上学，可以告诉我，她们是怎么说你的吗？

小丽：她们说我性格阴，说我太瘦，穿什么好衣服都不好看。

说完，小丽低下头去看自己的裤子，这是一条极其普通的深蓝色牛仔裤，裤脚磨出一些毛边，脚上是一双坡跟皮鞋，打扮中规中矩，谈不上“好看”，也谈不上“不好看”。正在我观察她的时候，小丽抬起头。

小丽：他们几个就是爱说人坏话，不仅说我，也说过别人。

兰馨老师：你的意思是，他们对班上很多同学都不友好，同学也不喜欢他们，是这个意思吗？

小丽点点头，陷入了沉默。

抗议与愤怒

足足一分钟，小丽似乎在想什么，但却犹豫着，努力着，压制着。

我心里浮现出一个答案，只是，还没到揭晓的时候。

小丽：你说得对，大家都不喜欢他们。

兰馨老师：所以，你不想上学，甚至不想高考，和这几个同学没有太大关系。

小丽点点头，抿住嘴唇，身体绷紧，看向挂在墙上的画框，她在思考。

这时，我必须说出我的感受了。

兰馨老师：在上高中之前，你一旦和父母的想法不一样，就会和他们激烈争吵，你用争吵来表达你的抗议和愤怒。

小丽：是的。

兰馨老师：刚才你说，高二开始，就懒得和他们吵了，但是你的抗议和愤怒还在，你用什么方式来表达这些抗议和愤怒呢？

小丽：就是不理他们，不和他们说话，因为争吵没用。

兰馨老师：用沉默，用不理他们的方式来惩罚他们，同时又在表达你的抗议和愤怒。

小丽：是的。

兰馨老师：现在，你不想参加高考，而父母希望你参加高考，你又不能告诉他们你不想参加，因为你根本不和他们说话，那么，你会用什么方法来表达你的抗议呢？

小丽一脸迷惑，诧异地看着我。

小丽：不知道。

兰馨老师：如果你病了，是不是就不用参加高考了？

刚说出这句话，我就有些后悔，我怕说得太早会引起小丽的阻抗，但是，前面和小丽的咨访关系建立得还不错，这时候又急于揭露“真相”，这句话脱口而出（初学咨询的咨询师，如果在和来访者关系没建立起来之前，在没有感到来访者对你信任之前，建议不要这样做）。

小丽的眼神明显暗淡下来，她深深地叹了口气。说出下面这句话。而这句话，正是今天咨询的核心内容。

小丽：但是，不这样，还能有什么其他方法呢？

很明显，身体症状就是她抗议父母的表现，小丽对这一点是有认识的。

入戏太深

一个问题出来了，很多人心身症状的动机都存在于潜意识之中，也就是说，很多人以为自己“生病”了，实质却是在用“生病”的方式获益，最常见的便是获取爱和关怀。但是，问及“生病”的深层动因，很多人只能就病谈病，难以意识到自己的深层动因。

小丽为何能如此干脆利落地同意我的观点？

原因有二。第一，她是在顺从讨好我。如果是这样的话，她在咨询前就已经做好了充分的心理防备工作，把我当作和她父母是同一战壕里的人，用被动顺从、讨好的方式来拖延时间。离开咨询室，一句“咨询没用”便可万事大吉。

第二，她隐隐知道自己病得没那么严重。但是，一“生病”便在家里拥有了话语权，“病”一加重，父母更是百依百顺了。她从小就习惯使用这种“操纵”父母的方式，便有意识地让自己“病”得越来越重。但是，意识里，她也知道这是一种病态，却又想不出比这更好的办法。对于她来说，最痛苦的也许不是“重度抑郁症”，而是纠结“生病”还是“不生病”的内心冲突。

有读者可能会好奇，难道我想得抑郁症，真的就可以得吗？还能骗过医生？还能让抑郁症由轻度一步步升级为重度？我只想说，你见过演员入戏太深，以至于分不清现实和舞台吗？如果你见过，那这个问题我便不用回答了。

父母不爱我

此时，摆在我面前的首要问题是，我需要进一步检验小丽对上述“核心内容”的认识。

> 兰馨老师：你刚才说，不这样又能有什么办法呢？我可以这样理解吗？你认为，生了病就可以不参加高考。你不想参加高考，不过你直接说出来，父母绝对不会同意，而且，你这一年的时间几乎又不和父母说话。所以，生病，就是你表达对父母的抗议和愤怒，因为他们在逼迫你做一件你非常厌恶的事情。

说话时，小丽还一直看着我，听完我的这一番解析，小丽垂下头，眼圈有点红，双手不断揉搓羽绒服的衣角。

咨询又陷入沉默。良久，小丽轻微地点点头。

我心里一阵欣喜，为小丽的自我觉察能力，为我和小丽建立起来的良好、信任、安全的咨访关系。

> 兰馨老师：好的，就这个问题，我们来客观地看看。我请你为你现在的情绪、身体状态评分，零分为最差，十分是你想象或曾经拥有过的最好的情绪、身体状态。你为目前的状态评几分呢？
>
> 小丽：一分。
>
> 兰馨老师：如果不用参加高考了，你可以为你的状态评多少分？

小丽直了直身子，眼睛开始发亮，声音提高了八度。

> 小丽：六分或七分，如果不高考，我的病就好了。我想去打工，或者上一所职业学校，我就是不想念书了。但是，但是……父母是绝对不会同意的。
>
> 兰馨老师：你怎么知道父母不同意？
>
> 小丽：绝对不会，我说了也白说，所以我只能一直这样。
>
> 兰馨老师：你认为，在高考这件事情上，父母绝对不会同意你的想法的，

可以告诉我你对父母的认识吗?

小丽：他们只在乎自己的面子，说什么高考考进重点大学是家族的荣耀，考差了就是家族的耻辱，他们才不管我的死活。

兰馨老师：你认为父母不爱你，只把你当作给他们脸上增光的工具。

小丽：就是这样的。

兰馨老师：我很理解你的感受。这些年，你感到自己不被父母理解，在情感上难以得到父母的关爱，父母只重视你的学习成绩，当你有压力的时候，你也得不到父母的理解。

小丽眼圈更红了，身体有些微微发抖，她点点头。

兰馨老师：生病期间，父母怎么对你的呢?

小丽：好多了，至少在学习上，对我没有施加那么多的压力了，在家里，他们说话都小心翼翼地。

兰馨老师：所以你认为，在生病的时候，父母还是爱你的。

小丽想都没想点了点头。

兰馨老师：咨询时间快到了，你愿意我们在下次咨询的时候尝试和父母做一次沟通吗?

小丽：沟通什么?

兰馨老师：沟通你刚才说的这个问题，要不要高考的问题，要不要继续“生病”的问题。

小丽想了想，答应了。

约定

咨询结束前，我跟她做了约定：在咨询期间，绝对不能做伤害自己的事情，如果想向父母表达意愿，不能用伤害自己的方式，而要用语言表达。小丽也答应了，答应得很爽快。

站起来时，她说，谢谢兰馨老师。

我将小丽送出咨询室，小丽父母一定等得心急如焚。母亲刚一看见小丽，就迫不及待地问：“怎么样，怎么样？”

小丽轻轻地说了一句：“挺好的。”

母亲似乎很感动，只顾用手去抹眼角，虽然只是女儿短短的三个字“挺好的”，母亲已经等了很久了吧。

我走到父亲跟前，向他说出下次由他和女儿一起接受咨询的提议。父亲愣了一下，问：“为什么？”

我说：“这是小丽的心愿。”

当我看向小丽，发现小丽也在看父亲，目光一和父亲接触，又躲闪开了。

“我需要参加吗？”母亲问。

“暂时不需要，下次，父亲单独带小丽来就行了。”

母亲看上去有点失望，之所以不让母亲参加，是怕亲子咨询瞬间演变成夫妻治疗。如果父母发生争执，不仅帮不到小丽，还会进一步破坏小丽和我建立起来的良性关系。同行在向我介绍父亲的情况时，强调过父亲的工作状况和在镇上比较体面的地位，我便得知，所谓“高考考不好，是家族的耻辱”这一观点，必定是父亲持有的。

送走了小丽和她的父母，我暗自庆幸，在第一次咨询中，我就找出了小丽抑郁症背后的深层动因。如果我稍微走偏，只是就病谈病，去调整她的情绪，给出她一些改善情绪的意见，那么小丽回家后，“抑郁症”不仅不会减轻，还会加重。因为，如果我这样做的话，等于认同了她是“抑郁症”的事实，强化了她的身份标签。

同时，我又陷入了另一重疑惑。如果下次咨询，真的让小丽把想法说出来，她会说吗？她如果不是迫不得已，怎么可能用这种方式来躲避高考呢？可见，一方面，她跟父母的关系非常糟糕，拒绝言语沟通肯定不止一年两年了，关系糟糕到什么程度，到底发生了哪些影响亲子关系的事情，我并没有细问。另一方面，小丽如果真的说出了想法，父亲如果很强势坚决反对怎么办？父亲在电话里就向我表明，他们一家对小丽十分宠爱，也寄托了很多希望，如果我稍稍处理不好，小丽必定对咨询非常失望，万一“病情”加重，甚至继续做伤害自己的傻事，那又该怎么办呢？

心理咨询，永远是用已知去挑战未知。接纳一切可能和不可能，是心理咨询师需要永远修炼的功课。

“没出息”的妈妈

又是一年暑假。

十岁的小丽在堂姐家住到第三天，妈妈打来电话：“耍安逸了哦，昨天给你打电话，你说还要多耍一天，今天下午我来接你哈！”

“我不想回去，明天再回去！”

“你咋能在你堂姐家住这么多天？别个也要嫌你烦啦！”

“回去我又没得耍的！”

……

电话里和妈妈争执了许久，小丽赢了，妈妈答应她再多住一天。放下电话，小丽嘟起嘴，一脸不高兴。堂姐一边看电视，一边从鼻子里哼了一句：“大妈是一天都离不开你，谁叫我大爸整天都忙工作，大妈要你回去陪她呢！”

二婶从里屋走出来，笑着摸摸小丽的头。

“你妈妈是担心我们把你饿瘦了，不给你饭吃，所以每天打电话来催！”

小丽更是一脸不乐意，嘴里不停念叨：烦。她还觉得，有这样一个大字不识的农村妇女当妈，真是丢脸。相比之下，二婶多好啊，在镇上当中学老师，说话总是轻声细语，和二爸在一起，也总有聊不完的天，哪像自己家呀？爸爸没回来，妈妈就唠叨她，要喝水，要做作业，看电视不能看多，看多了会近视……爸爸一回家，妈妈倒是安静了，转而去跟爸爸说话。刚说两句，爸爸就怼她，抑或粗俗地轻骂几声。爸爸回家，倒是可以和小丽聊些学校的事、课本上的知识，聊不了几句，妈妈就要来插话，爸爸把眼睛一瞪，妈妈就又不吭声了。每每这时，小丽心里特别厌恶妈妈，对爸爸也产生了些许恐惧，索性自顾自地玩去了。

上小学前，小丽以为所有人的家庭都是这样的。直到最近几年，她到同学家去，见别人父母都是有说有笑的，一家人在一起，畅所欲言，唯独自己家，冰冰冷冷，感觉很是奇怪。

快吃中午饭了，堂姐被二婶叫到厨房里帮忙。电视剧刚放完一集，小丽也准备去厨房，刚走到门口，听到二婶在对堂姐说。

“你大妈怀小丽前，流了三个娃娃，不晓得啥原因，就是保不住，当时你大爸都打算和你大妈离婚了，小丽生出来后，你大妈是一百个一万个不放心……”

这句话在小丽心里播下了种子，“流娃娃”一词她还是听街坊邻居说过，意思大概晓得，但妈妈“流娃娃”的事情她真第一次听说。此时，她的感觉是：妈妈真没出息。

小丽将这个秘密压在心头，第二天回到家，也没有去问妈妈，只是更不愿意和妈妈说话。她总觉得，“流娃娃”不是光彩的事，妈妈没出息。加之从亲戚口中听到越来越多关于爸爸多么能干，多么为家族争光的言谈，她从心底里觉得，妈妈配不上爸爸。

第二次咨询

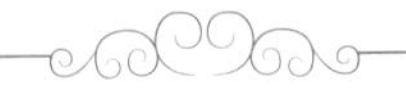

过了一周，一天上午，我正在给心理咨询师上培训课，一条短信在手机屏幕上闪了一下，发信人是“小丽”。趁课间休息，我打开短信：兰馨

老师，我觉得我坚持不下去了，我不知道还能撑多久。我的大脑迅速转动，思考小丽这条短信的背后含义，短信里流露出轻生的意思。假设小丽真如上次咨询中所分析的，用症状、“生病”来向父母抗议，考虑到咨询后的“移情”影响，她现在也在用“生病”、用“症状恶化”的方式向我表明：你这次一定要帮我，你不帮我，我就完了。

我倒吸一口凉气，如何回复呢？想了想，我输入这么一行字：我理解你的痛苦，也感激你在最困难的时候能想到我，我一定会帮你的，记住，我们有约定。

我翻了一下日历，上次咨询结束后我们预约的咨询时间，就是明天。不出意外的话，最迟今天下午，小丽父亲会给我打电话。

如何帮她？她和父母，必有一方要妥协。小丽以死威胁父母，父母视面子为生命，谁会妥协呢？

下午，小丽父亲给我打来电话，确认第二天咨询。

我不收礼

深秋的天气，多风，阴沉。

“叮咚”……门铃响了。

小丽和父亲准时到达咨询室。此时，我正在里间看书，助理敲响我的门。

见小丽的第一眼，我心头一紧，她低垂着头，面色发黄，双眼无神，十八岁的年龄，站姿形同四十岁。父亲仍是一脸焦急，两手各拎一个礼盒，进门就硬塞给我。

“谢谢你的好意，但是，你已经付过咨询费了，我一定会尽全力帮助小丽的，礼品我是坚决不会收的。”

“兰馨老师，这就是我们那里的土特产，一点点心意，您尝尝。”

"如果我收了你的礼物，也许我就不能很好地帮到小丽了，因为，我的咨询师立场会因为你的礼物而动摇。"

这句话，我半开玩笑半认真地说出来，既不愿意伤了来访者的自尊，又要明确表达心理咨询和一般社会关系的区别。

在心理咨询过程中，收受礼物、接受来访者请客吃饭游玩的邀请，都是有悖于职业伦理的行为。当然，这里的伦理并非道德层面，而是说咨询师和来访者之间必须只能有一层关系——咨访关系。如果有了上述行为，咨访关系中就掺杂了朋友、社交甚至贿赂的成分，咨访关系不纯正，这首先会伤害咨询师的中立立场。亲爱的读者，如果您想弄清楚"中立立场"的含义，建议翻阅一下心理咨询的入门书籍。如果您没时间，我便用中国的一句俗语"吃人嘴软，拿人手短"来概括一下。

病情加重?

这次原定是小丽和父亲一起接受咨询，见小丽的状态不好，我便要求先和她单独谈一会儿，相机行事，找个合适的时间点，再请父亲进来。

小丽一坐定，胸口就开始起伏，随后，她用一种呜咽的腔调说，我这周情况更糟糕了。

如果有人全程拍摄我的咨询过程，一定会清楚地看到，此刻我的身体也变得僵硬起来，放在沙发扶手上的手伸出来，想给小丽递上一张纸巾。我的手伸出去，又缩了回来，毕竟，小丽并没有哭出来。但是，我知道，此时，我也很紧张。

咨询师的紧张有时候是在"认同"来访者，让来访者从咨询师的坐姿和表情里读出咨询师和他在同频共振，有时候是在用身体与来访者共情，有时候呢，却是咨询师自己的焦虑体现。

我承认，小丽在第二次咨询一开始就表示，她的情况更糟糕了，是我曾经有过的预想。只是，当她真的这样表达出来，刹那间，我心里真有些慌乱，我在寻思，我该怎么帮她。

我深深吸了一口气，镇定下来，告诉自己，这是小丽对我的“移情”。她意识上愿意接受我的帮助，潜意识里却把我当成她母亲或者她父亲的形象（如果她看重我的性别角色，很可能会把我当成她母亲，如果她看重我的权威角色，很可能会把我当成她的父亲）。她在用“病情加重”的方式向我抗议，抑或向我施压，内在语言却是：你一定要帮我，这个问题今天必须解决。

有了这个领悟，我瞬间感受到小丽对父亲的控制，她希望今天的咨询能让父亲“妥协”。

> 兰馨老师：你告诉我，这周你的情况更糟糕了，那么，你希望我能为你做什么呢？

小丽身体歪了一下，右肩一耸，欲言又止。

> 小丽：我也不知道。

在我听来，小丽的这句“我也不知道”传达的意思是：你看着办吧，你应该知道的。

> 兰馨老师：上次咨询结束前，我和你做的约定你还记得吗？
>
> 小丽：记得，咨询期间不伤害自己。
>
> 兰馨老师：很好，你遵守了这个约定，我也会遵守我的承诺。今天，我们一起来和父亲沟通，关于你“生病”的问题以及高考的问题。

小丽抬起头，感激地看着我，眼里滚动着一颗泪珠。

> 小丽：但我有些害怕。
>
> 兰馨老师：我能感受到你的害怕，无论出现什么情况，我都会站在你这一边，因为，我要帮助的，是你。

小丽狠狠地点了点头。

座位泄露的信息

我将小丽父亲请进咨询室。

小丽原本坐在沙发靠窗的一头，见父亲进来，又往窗边挪动了一下，身体紧贴沙发扶手。父亲进来后，先是四下打量了一番，迅速坐下后，选择了一个离小丽最远的位置，沙发最靠门的位置，身体紧绷，背靠扶手，脚尖对着我。

无须说话，这父女俩的坐姿与位置已经说明了很多信息：他们是那么疏远，各自心怀戒备，各自暗暗紧张，抑或各自都想着如何让对方妥协。

父女俩谁都不看谁，脸上都是一片漠然。

这时，如果我贸然开头谈小丽的病情，谈小丽不想参加高考所以“生病”，势必让父女俩都觉得被冒犯，因为横亘在父女心中的障碍物，并不是“高考”本身。

现在要做的第一件事，就是建立他们两人心灵的联结。

这时，我站起来，走到父女俩中间，目光向他们两位扫视一番。父女俩顷刻间都意识到，两人坐得太远，各自占领沙发一头，中间隔着老远。

父女俩对视一眼，迅速又都将目光移开，也许，在小房间里单独相处，即使有咨询师陪伴着，对于父女俩来说，也已经是遥远而陌生的事情了吧。

心灵联结

我请父亲向女儿靠近，坐在女儿身边，父亲犹豫了一下，看看我，女儿仍然不看他，父亲往女儿那边挪了挪，和女儿隔了一人宽的距离。

兰馨老师：王先生，请坐在女儿身边，最靠近女儿的位置。

父亲又试探着往女儿身边挪挪，小丽身子越发紧张，挺直后背，眼里开始泛出泪花。

终于，父亲坐到女儿身边，和女儿间隔只有几厘米。

兰馨老师：这个位置，王先生觉得舒服吧？

王先生：嗯，小时候我经常抱她，搂她，她也爱和我玩，但不知道什么时候，我们父女俩就变得疏远了，坐到这个位置，我马上想起她的童年。

王先生有些动情，又按捺下去。

小丽的眼圈更红了。

> 兰馨老师：现在，请父亲握住女儿的手，看着女儿说，你是我的女儿，我是你的爸爸，你是我最爱的女儿，不管怎么样，你都是我的女儿，爸爸都爱你，不管你做什么样的决定，爸爸都不会离开你。

我请王先生跟着我说，我说一句，王先生说一句。

说到最后一句“不管你做什么样的决定，爸爸都不会离开你”时，小丽瞬间情绪崩溃，她哭出声来，哭得很伤心。父亲的眼角也泛着泪花，但努力压抑着情绪。

> 兰馨老师：王先生，这句话是不是你一直想找机会对小丽说的？
>
> 王先生：是的，这句话代表我的心声，只是，我不知道该怎样对女儿表达。女儿，爸爸爱你，不管你怎么样，哪怕你生病了，你都是我的女儿，爸爸都爱你。

小丽哭得更厉害了，泪如雨下。看到这一幕，我也颇为动情，我递上一张纸巾，给了小丽充分的情绪宣泄时间。一分钟后，她的哭声渐渐低下去，我才开始回应。

> 兰馨老师：小丽想到了童年，那时，和爸爸的关系很近，每天拉着爸爸的手一起玩，困难的时候有爸爸的搀扶。慢慢地，小丽长大了，但是，她还是希望爸爸依然拉她，搀扶她，支持她，但是她不知道怎么表达。

小丽再次哭出声来，王先生搂住女儿的肩膀，让女儿靠在自己肩上。

> 王先生：是啊，我现在多想抱抱你，拉拉你的手，像你小时候一样。但是你长大了，我在很多动作上就很注意。这些话，我一直想对你说，你是我的女儿，我永远的骄傲，不管你怎么样，爸爸都爱你。

小丽哭成一个泪人，嗓子哭哑了。我再次递上纸巾，让小丽充分宣泄。

小丽的情绪渐渐平息下去，只剩轻微的抽泣。我注意到，她被父亲握住的手，从一只变成两只。

我请她以同样的话回应父亲。

兰馨老师：你是我的爸爸，我是你的女儿，不管你怎么样，你都是我的爸爸，我希望跟你沟通，跟你亲近，因为你是爸爸，我是女儿。

小丽重复了我的话，情绪渐渐平和，擦干了眼泪。

父亲连连点头。

王先生：我也希望和你沟通。

父女沟通

兰馨老师：王先生，小丽有个想法想对你说。

王先生：你说吧，你说什么我都不会反对。

小丽：我不想读书。

王先生没接话，他眉毛往上一扬，有点惊讶。

小丽：我不想参加高考。

王先生嘴巴微微张开，欲言又止，因为仍握住女儿的手，又刚和女儿建立起心灵联结，在情绪的感染下，他只是点头，耐心地听小丽往下说。

我请小丽告诉父亲更多的状况，小丽无助地看了我一眼，似乎在说，后面的话我就不敢说了。

我接住了小丽的心意，于是，我说了几句。上次咨询中，我对小丽状况的评估，重点讲述了小丽的抑郁症与高考的关系，也表明了这次请父亲一起接受咨询的用意。

王先生越听越惊讶，之后，脸上露出痛苦和疼惜的表情。

王先生：女儿呀，你咋不早跟我说呢，我早知道你心里这么苦，这么多压力，就不让你读了呀，不读就不读。不读书还是有其他出路嘛，你想干什么呢？

小丽：我想打工，或者去上职业学校。

王先生：只要你能遵守你的承诺，不读书了你的病就好了，我和你妈妈都不会反对你，只要你健康，只要你快乐，爸爸对你没有其他要求。

小丽有些不敢相信自己的耳朵，不解地回望了一眼父亲，父亲再次重复了他的话。

王先生：是的，女儿，爸爸说的是真的，只要你健康，只要你快乐，爸爸对你没有其他要求。

小丽浑身都放松了下来，她看看我，看看父亲，露出不经意的一笑，她回过头看向父亲。

小丽：谢谢爸爸。

王先生再次搂住小丽的肩膀。

王先生：爸爸爱你。

看到这一幕，我的眼眶也湿润了。

横亘在父女心中的障碍并不是“高考”，而是疏远和隔离，是误解和惧怕，是不知如何表达的爱，是害怕失去彼此却又相互控制着的焦虑情绪。

亲人之间，最重要的是心灵联结。心灵联结一旦建立，再困难的沟通，也能轻松完成。

反思

送走了小丽和王先生，我开始写咨询记录。第一次咨询中，我在评估小丽的基本信息、成长经历和家庭关系时，小丽透露出一个秘密，妈妈在生她前有过三次小产，她心里瞧不起妈妈，她也很不喜欢父母之间的相处方式。性别认同是一位女性成长中最关键的环节，而女性认同的第一位同性，就是自己的母亲。瞧不起妈妈，在性别认同上会造成难以认同自己的性别身份，自卑、不自信。相比之下，和父亲的关系也会因不认同母亲而变得越来越糟糕。冲突在于，一个在家里强势的、有权威的父亲本应是女儿安全感的源头，但因着女儿认同了父母之间的不平等的沟通方式（多次小产容易造成夫妻感情疏离），她对父亲的爱，慢慢就掺杂了恐惧和疏远。家人之间无法正常沟通，小丽的压力得不到疏解。她内心认同父亲的权威，希望自己能超越“没出息的妈妈”而获得父亲的爱，却又怀疑父亲的爱，不认同自己的女性角色，时间一长久会导致小丽一直生活在冲突和焦虑中，焦虑时间久了，抑郁会不请自来。

所以，下次咨询我会邀请小丽的母亲一起参与。只有改变家庭相处的方式，才能保证小丽回到家后，不会重新陷入与父母，尤其是与父亲的心灵冲突。

“没出息”的女儿

放学了，十五岁的小丽一个人走着，放学的人潮如洪水般一波接一波地朝校门口涌去，小丽被挤在人群中，像只不起眼的软体动物。

“喂！王小丽！”

一个声音在后面叫她。

小丽回过头，两个女生骑着自行车一前一后在人潮里穿梭。她俩一胖一瘦，拨开前头人的胳膊，向小丽追来。

小丽心头一紧，拔腿就跑，却被旁边的高个子男生绊了一下，一个踉跄，她赶紧扶住高个子男生的自行车。这时，两个女生追了上来。

“上周向数学老师打小报告，说我们俩作弊的是不是你？！是不是？！是不是？！”

黑黑胖胖的女生揪住小丽的书包，使劲扯她的背包带，瘦高个女生也冲过来，在小丽的白球鞋上狠狠踩上一脚，踩出一个大大的黑鞋印。

小丽忍住疼，想哭，又不敢哭，只一个劲摇头。

“不是我，绝对不是我，我还是听 XXX 说的。”

“……”

见旁边有很多学生围观，这两个女生也不敢造次，凶狠地威胁了小丽一通，扬长而去。

泪花在小丽眼里打转，一个低年级女生在地上捡起个东西塞到她手里。

“姐姐，你的头花掉了。”

小丽这才发现，自己的头发已经散了。

她哭着跑回家。家离学校不远，只隔两条街。走到家门口，门虚掩着，小丽听到爸爸又在吼妈妈。

“看你这没出息的样子，让你去要钱你都要不回来，你还能做啥？只晓得让别个来欺负我们！”

妈妈没吭声。随后传来玻璃碎了一地的声音，一块小小的玻璃碴从门缝里蹦出来，蹦到小丽的脚上。脚上，雪白的球鞋上有一个大大的黑鞋印。

小丽将哭声咽了回去，擦干泪水，推开门，没正眼瞧父母，一头钻进卧室。

“我被欺负，我没出息，我没出息！”

小丽把头埋进枕头，无助地哭了。

第三次咨询

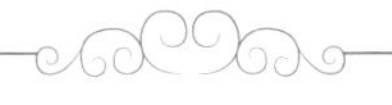

第二次咨询过了十天，还没接到小丽和她父亲的电话。

又过了两天，王先生打来电话。

“兰馨老师，感谢你，自从上次咨询后，小丽恢复得很不错，我们想再过来找一下你。”

“嗯，听你这样说，我很开心，下次咨询可以请孩子的妈妈同来。”

“好，我们俩都陪着孩子过来。”

“我的意思是，在咨询中，你和孩子的妈妈都要参与！”

“好的好的，上次你说了之后我也跟她妈妈说了，她妈妈一定过来。”

闪亮的耳钉

立冬了，天气分外阴冷。

小丽一家人如约而至，比预约的时间提前了十分钟。

小丽熟门熟路，一进咨询室的客厅，不等助理招待，便拿起一次性纸杯，倒了一杯水，随后，坐到沙发上，整个身体陷进去，很舒服惬意的样子。

她面部表情平和，见我也只是礼貌地笑笑，但我注意到，她的耳朵上多了一对粉红色的猫脸耳钉，在她的鬓发旁明艳着。

我朝小丽投去鼓励的眼神。

“耳钉真漂亮，看上去，整个人的气色也好了不少。”

小丽点点头，不好意思地笑笑。

父亲和母亲在一旁也笑了起来，说，女儿这段时间变化很大，快乐了不少。

我请他们稍事休息，等助理把咨询室布置好，进去慢慢说。上一个咨询刚结束，他们又提前了十分钟到，咨询室里需要做一些简单的清扫和位置摆放。

尊重母亲

进入咨询室，我请父母坐在小丽的两边。

> 兰馨老师：好，我们先请小丽谈谈这段时间的变化。
>
> 小丽：我的抑郁症，哦，不，我的病完全好了，晚上可以睡觉了，胸口不再堵得慌，整个人觉得轻松快乐，也可以去做一些我喜欢的事情啦。

完全好了？这句话着实让我吃惊不小，是小丽要急着结束咨询，是她真的感觉自己状态恢复了，还是回去后和父母又有了更深的沟通？

> 兰馨老师：很高兴听你这样说，有这样的好转，主要是你自己努力的结果，同时，也离不开爸爸和妈妈的支持。现在，你愿意听听爸爸和妈妈的心声吗？

小丽有些紧张，看看爸爸，又看看妈妈，然后点点头。

> 兰馨老师：我们先来问问妈妈，你觉得小丽这段时间有什么变化？

之所以先问妈妈，是因为我要当着小丽的面，让她看到我对妈妈的尊重，也让爸爸知道，我重视每一位家庭成员的发言权。一般来说，青春期的女儿有瞧不起妈妈的心态，比较常见的原因是：第一，妈妈文化水平比较低；第二，和妈妈相处的时间太多，关系过于亲近，妈妈的爱缺少权威和力量，基本是迁就的爱；第三，妈妈对女儿过度关心，表现为唠叨，导致女儿感觉不被尊重（在多次流产的母亲那里，通常会表现出对独生子女的过度关心）。第四，妈妈得不到爸爸的尊重。第一种原因是既成事实，没办法改变，第二和第三种原因可以通过建立母女正向联结的方式来改善，第四种原因可以通过夫妻咨询的方式来解决（这个咨询以小丽为中心，重点不会放在夫妻关系上）。

小丽母亲有些不知所措，瞅瞅王先生，王先生也看看她，眼神告诉她：让你说，你就说吧。

> 小丽母亲：我这个人平时不会说话，我就想到哪里说到哪里，也不知道说得对不对。
>
> 兰馨老师：你是小丽的妈妈，和小丽相处的时间也最长，你的描述会对我的咨询有重大参考意义。在帮助小丽的过程中，你也付出了很多，所以，你接下来的陈述会对小丽带来重大帮助。当然，我相信，也一定是符合实情的，你就把你看到的、感受到的说出来就行。

小丽母亲听了我的一番指导性阐述，脸微微泛红，她可能真没想到，自己作为家庭成员，在家得不到尊重，却能得到心理咨询专家的尊重。她一开始吞吞吐吐的，用词谨慎，说得很慢。

母女沟通

> 小丽母亲：自从小丽在兰馨老师这里接受了两次咨询后，变化确实非常大，我没啥文化，也说不出个一二三，我就把我看到的说一说，想到哪里就说到哪里吧。小丽休学有一段时间了，以前在家里什么事情都不做，

这段时间，在家里帮我做了很多事情，也愿意和我聊天了。有时候还关心我，问妈妈你累不累，我感觉孩子一下子就懂事了。胃口比先前好了。她从小胃口就不好，吃一点点，生病期间吃得很少，这段时间吃东西感觉比先前香了。还有，她脾气要好些了，先前，我多关心她两句，她就要发脾气，说我烦。这段时间好像没有啦，我说啥，她就说，知道了。她自己说，她睡眠好了，我看着她眼圈也没那么青了……

小丽母亲的语速慢慢加快，越说越顺畅。一开始，她说话时还有些忐忑，一边说一边观察女儿的表情变化，见女儿听了之后频频点头，也没露出不高兴的神情，她就放开了。其间，小丽爸爸试图打断一次，可能觉得妈妈绕来绕去就在说小丽和她的关系变好了，说话不着调，但是我举手制止了，妈妈停顿了几秒，又继续讲。

小丽的表情越来越放松，妈妈说话时，一开始她只是盯着墙壁看，到后来她也望向妈妈，和妈妈有了些眼神交流。

小丽母亲：最后要说的是，小丽回来也告诉了我她的想法，虽然我，哦，虽然我和她爸爸对她的前途还是有些担心，但觉得尊重她的意见，让她健康快乐，才是最重要的。

兰馨老师：谢谢小丽妈妈告诉我这些，我感到很欣慰。小丽的情绪、身体以及和你的关系都有了改善，我们要不要问问小丽此刻的感受？

我转向小丽。

兰馨老师：小丽，听完妈妈的这一番话，你有什么想对妈妈说的？

小丽抿着嘴，有点不自在，半晌，她主动握住妈妈放在沙发上的手。

小丽：妈妈，你辛苦了，谢谢你！

小丽妈妈顿时泪崩，她一把抱住女儿。

小丽母亲：妈妈不辛苦，妈妈为了你，什么都愿意付出。

看到此情此景，小丽父亲露出尴尬的神情，可能觉得妻子有些失态，他从女儿的背后，伸手拍了拍妻子的肩膀，似乎在说，别这样，在老师这里呢。

我马上制止。

兰馨老师：王先生，这是我们咨询的一个重要环节，让妈妈有机会表达对女儿的肯定和爱，让女儿有机会接受妈妈的肯定和爱，也让整个家庭意识到母亲的重要。

王先生有些吃惊，双手更不知道往哪里放，也许，他第一次发现，在这个家里，他的位置一直都比较尴尬。

母亲和女儿的情绪渐渐平复下来。

夫妻沟通

我转向小丽父亲。

兰馨老师：王先生，你对小丽妈妈的那一番描述，还有需要补充的吗？

小丽父亲：她妈妈说得很全面，比我说得全面。我只是看到女儿比先前开心了，主动和我们聊天，聊她的打算，因为女儿已经好长时间不和我们说话了，所以，她跟我们聊天时，我们都很认真地听。

兰馨老师：你发现女儿和爸爸妈妈的交流比以前多了，非常好。刚才，你看到女儿和妈妈之间的话语和肢体交流，你有什么想法呢？

小丽父亲：这些事情小丽妈妈还真没和我说过，因为我们夫妻两个说话也很少，就说些柴米油盐的事情。听了她刚才的话，我觉得她真的很爱娃娃，而且，就像娃娃刚才说的，这么多年，她确实很辛苦。

小丽母亲似乎不敢相信自己的耳朵，她一只手搂着女儿的肩膀，一只手在脸上擦拭。她脸上的泪水已经干了，她还不停地擦拭，可能觉得不自在吧。

兰馨老师：很高兴你这样说，王先生，这句话，你能否告诉小丽妈妈呢？

我站起身来，请小丽也站起来，和我并排。没有小丽在中间，小丽父亲和母亲两两相望，竟然都有些不好意思。

兰馨老师：请王先生告诉妻子刚才那句话。

小丽父亲：老婆，你辛苦了，谢谢你，为女儿付出了这么多。

小丽母亲不敢看小丽父亲，一个劲轻声啜泣，一边啜泣，又一边笑。

小丽母亲：我知道的，你不说我都知道，在老师这里呢。

说完，她的脸就红了，似一位初恋的少女。

在这个过程中，我一直观察小丽的表情。她竟然和妈妈一样，一边轻声抽泣，一边笑。

家庭沟通

这时，我请小丽坐回原位。

兰馨老师：好了，爸爸妈妈刚才都说了，现在，轮到你了，谈谈你现在的想法。

小丽：我觉得很好。

说完，小丽低下头，继续用手抹眼睛，这时，父母都不约而同将手放在她的肩膀上，与此同时，父母还对望了一眼。

小丽：我想和家里一位亲戚去成都打工，九月开学了去上个职业学校，我也告诉了爸爸妈妈我的想法，他们都支持我，我觉得很好。

父母也轻轻地拍打小丽的肩膀，轻轻点头。

兰馨老师：此刻，一家人是不是该拥抱一下。

话音刚落，父母同时抱住小丽。我看到，父亲和母亲的手碰到后，也握在了一起。

小丽父亲：女儿，我们爱你，只要你健康快乐。

小丽母亲：是的，只要你好，我们做什么都值得。

小丽脸上露出了灿烂的笑容。我相信，这一幕，在未来的岁月中，无论发生什么，都会成为家人最深刻、最美好的记忆。

尾声

小丽的“抑郁症”是压力的反馈，是情感缺失的预警，也是渴求心灵联结的信号。我们不得不承认，每个父母都爱孩子，但是爱不仅仅意味着给孩子提供优越的生活条件，爱更是父母身体力行在家里实践出来的榜样的力量。

亲爱的读者，您一定很好奇，为何我会在第三次咨询中，先让母亲说话，然后让父亲对母亲表达感激？要知道，父母关系不和永远是未成年孩子心底最大的伤痛。孩子害怕失去这个家，如果能通过“生病”的方式，让父母有正向的沟通和交流，孩子是愿意自我牺牲的。这就是我在前面提到的，赋予小丽“病人”的身份也会让某些人获益，比如父母。很多时候，我们过分强调父母对孩子的爱，但是孩子用“生病”的方式来自我牺牲，也是在表达对父母的深爱。

最后，这个案例给我们的启发还有，培养孩子，需要全面提升孩子的人格品质，比如人际交往能力、意志力、抗挫折能力，不能只关注孩子的学习。我在这里奉劝各位家长，对孩子成长最好的礼物就是，能让孩子无所畏惧地和你交心。沟通，能解决大部分亲子问题。

小丽的案例我一直跟踪了八年，其间，王先生又推荐了很多与小丽相似的青少年到我这里咨询，我们一直保持联系。王先生并没主动告诉我小丽的具体改观，但是，对于心理咨询师而言，没有消息就是最好的消息。

就在前几个月，王先生给我发来消息：小丽二十六岁，准备结婚了。她从职业学校毕业后，找到一份国企的工作，收入稳定，自己干得也比较开心，找的男朋友很优秀，父母满意。如果当初不在你这里咨询的话，我们很可能失去这个女儿，谢谢兰馨老师。

对于心理咨询师来说，最好的礼物莫过于来访者结束咨询后的持续性成长。所以，这条短信我会一直保留下去。

“完美女人”在恐惧什么？

谁说女人要完美，
受伤后还要展翅高飞。

出差归来

四月，草长莺飞。

傍晚时分，暖阳的余晖斜斜地搭在路人肩上。

一辆红色轿车驶入商场的地下车库。车门猛地推开，乐婷挎个公文包，探出半个身子，想到披肩还放在后座上，又躬身去取。“啪”的一声，车门重重地关上，乐婷一瘸一拐地走出来。脚上的高跟鞋，像两只能读懂人心的魔法箍，她越是着急，鞋子就裹得越紧，直到双脚掌麻木。乐婷只好借助膝盖的力量踱足前行。

乐婷走进一家她常去的高档美容会所，在包厢里脱掉上衣，让美容师给她做精油按摩。昏沉的灯光、沁人心脾的熏香、轻柔的音乐，乐婷本以为自己会美美地睡上一觉，但是，一闭眼，纷乱的思绪如水花乱溅的瀑布，震得她两耳嗡嗡作响。这次出差，一周时间内，在经理的遥控指挥下，项目推进得很顺利，乐婷也稳拿年终奖。但是，在上返程飞机前，她的心里还七上八下，忐忑不安，想的不是工作，而是丈夫文斯。

文斯是大学教授，他们结婚八年了，感情还算稳定，没有孩子，也早早离开父母单独居住，生活单纯平淡，却不失偶尔的小浪漫。去年情人节，文斯还用快递送了她一束玫瑰花。只是，丈夫当上硕士生导师以后，近一年来，时不时会有年轻漂亮的女学生登门造访，说是请教学术问题。文斯呢，接电话时一脸春风，放下电话便开始剃胡须穿西装，说是等会儿学生要来，要给学生留个好印象。乐婷问，你上讲台讲课都没这么庄重，邋里邋遢的，咋不想着给学生留好印象呢?文斯的解释是,距离产生美,可以不拘小节,家访可是近距离授课,一根飘扬的鼻毛都会大大损减个人魅力。女学生来了,文斯便关上书房门,他的高谈阔论和女学生附和的笑声,一阵阵传到客厅,弄得乐婷心里很不是滋味。

在乐婷眼中,文斯除了长相斯文,无个人不良嗜好,工资收入、社交能力都比不上自己,更不用说个人魅力了,怎么才一年时间,家里就成了“文粉”云集地了?

按摩做完了,乐婷拿起手机,拨打文斯电话,对方关机。

第一次咨询

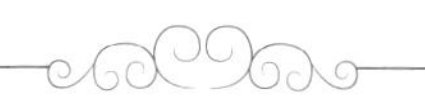

乐婷是我婚姻团体辅导课的学员,四十一岁,身材高挑,长相出众,结婚八年,丁克一族。她在一家外企做中层管理工作,年薪丰厚。

我发布了“婚姻团体辅导”招募公告后,乐婷是首批报名的学员,在“报名原因”一栏,她填的是“自我提升”。

第一次团体辅导课上,乐婷进行个人总结时说,我感觉自己有必要接受个体辅导。下课后,她填写了个体咨询预约表,预约两天后咨询。

说实话,就所有学员的表现来看,乐婷应该是最不需要接受个人辅导的,因为,其他学员都在团体辅导中暴露了自身婚姻的问题,唯独乐婷一直声称,自己的婚姻很好,只是来学习团体辅导的形式,最好做一个旁观者。

关于咨询费用

一个炎炎夏日的午后，乐婷敲开咨询室的门。她穿一件素色连衣裙，长发湿漉漉的，披在肩上，两颊通红。

“我刚游泳去了。”

乐婷踏入咨询室，把印有某运动品牌商标的挎包放在地上。

“哇，这里好温馨哦，布置得好优雅！”

进屋后，乐婷不停地赞叹。

“哪里哪里，很简单的摆设啦，谢谢你的夸赞。”

我说。

“对了，我觉得咨询的费用有些贵，你说最好能有一个疗程的咨询，考虑到费用，我想先做一次再说，可以吗？”

乐婷在一幅画框前停留，背对着我说道。

“没问题，我尊重你的意愿。”

我一边倒水一边说。

今天，助理请假，玻璃罐里的咖啡只剩下一点点，我拆了一盒袋泡茶，等着水开。

第一次见面，她身上透出的那种咄咄逼人的优越感让我印象深刻。在婚姻团体辅导中，一位年轻学员说，自己和丈夫常会为怎么省钱吵架。在反馈环节，乐婷说了一句，可能我年龄大了，我现在和丈夫经常为怎么把钱花出去吵架。话音刚落，年轻学员顿时涨红了脸。

乐婷想接受个体辅导，给出的原因仅仅是想做“自我提升”，似乎在暗示，她和其他学员不是一类人，她的需要比他们更高级。

昨天晚上，乐婷给我打电话确认今天的咨询，她的语气有些急迫，改口说，我想咨询婚姻问题，可能需要一个疗程的咨询。

此时此刻，乐婷却不急不忙地在房间内踱步。午后的阳光穿透窗帘在地板上留下一排排光斑，她的高跟鞋“哒哒哒”地踩在这些光斑上，像一个在光影舞台上跳动的舞者，时而轻快地转身，扭动咨询室的门把手，时而又快步走到卫生间门口，踮脚朝里张望。

从昨晚预约的一个疗程的咨询，突然改为单次咨询，真的是咨询费用的原因吗？她是用这种方式在传达对咨询师的不满，对咨询环节、咨询室布置的不满？

来访者咨询前的态度和行为是咨询师必须关注的。

自我提升？

乐婷呷了一口茶，在沙发上伸了个懒腰，花了很长时间解释她为什么要来咨询。

> 乐婷：是这样的，兰馨老师。我呢，学过一段时间心理学，为什么要学呢？我想做自我提升。当然，这次过来接受个体咨询，也是想提升自己吧。毕竟，人无完人，我希望在自我提升这条路上一直走下去。
>
> 兰馨老师：嗯，好的，你是一个在工作、婚姻、家庭中都追求自我成长的人，在团体辅导中，我也看出来了，你热爱学习，读了很多书，也自学过很多心理学知识。

哦？乐婷的身子往前探了探，两眼放光。她的皮肤很白，五官精致小巧，丝毫看不出是年过四十的女人。她笑了笑，满意地点点头。

咨询停顿了片刻。乐婷在想着什么，缓缓地将茶杯放到桌上。

“自我提升”这个词出现的频率太高，乐婷在咨询前的铺叙也过于冗长。她说了很多自学心理学的缘由，说今天社会普遍人心浮躁，容易迷失自我，工作压力很大，需要及时调整心态。提到书名，不外乎一些市面上畅销的心灵鸡汤之类的励志书籍，和真正的“心理学”相去甚远。我心生疑窦，开始怀疑乐婷口中的“自我提升”是否有着别样意味，比如“阻抗”。

阻抗是来访者刚进入咨询时常见的心理防御，期待改变，又害怕改变。有一类阻抗就表现为和心理咨询师大谈心理学，证明自己懂得很多，实则在抗拒进入较深、较亲密的咨访关系。新手咨询师遇到这一类型的阻抗，往往会产生深深的挫败感。

识别“阻抗”背后的信息，是每位心理咨询师的基本功。

挑剔

一秒钟内，我脑中快速闪过一个念头，“自我提升”意味着成功、成就，她要不停地追逐成功，超越旁人，只有比别人成功很多倍，她才有“我没有不如别人”的感觉。所以，“自我提升”，不仅是阻抗，更是她挑剔自己的一种借口。

“挑剔”这个词突然从我的脑中蹦了出来——对，她挑剔自己，也挑剔别人，这是我的直觉判断。会不会因为她一直挑剔自己，才不断强调“自我提升”呢?

挑剔，是自卑的别名，过于挑剔的人，内心看不起自己，对身边的人也心怀敌意。我恍然大悟，刚才，我心头升起一种异样的感觉，整个房间的氛围也开始变得不和谐起来。我的工作室一共有三间——客厅、咨询室、卫生间。刚才，乐婷一个房间一个房间挨个巡视，多少让我心里不舒服。助理今天没来，我也没来得及整理房间，除了我们要用的咨询室，其他几个房间都有些凌乱。乐婷并没有征得我的允许就到处查看，表情和眼神充满了挑剔。如果换一位来访者，我也许会道歉。但是对乐婷我说不出口。因为乐婷一进门的那种居高临下的审视，让我心里不舒服，很难和她平等对话。

我想，我的感受，也是乐婷身边的人常有的感受吧。

咨询室里，咨询师和来访者的关系就是来访者真实人际关系的缩影。所以，关注每一个细节，好好体会来访者带给咨询师的内心感受，对接下来的咨询会很有帮助。

恐惧

我们两人都没说话，陷入了各自的思绪中。

我决定先打破沉默。

兰馨老师：如果你停止自我提升，对你来说意味着什么？

乐婷想了想，眉头一皱，一丝愁云从她脸上飘过。她镇定了一下，马上面露微笑。

乐婷：这是个好问题。

乐婷抬起手，轻轻抚弄着下巴。我注意到，她的鞋尖微微翘起，又重重地放下，有节奏地一张一合，像在演一曲得意的交响曲。

果不其然，乐婷下面说的话，着实流露出满满的得意。

乐婷：如果停止自我提升，我就会变成一个平庸、无趣、毫无生活品位的女人，就成了其他人，而不是我自己。比如，我周围的很多女人，生活就两点一线，年复一年过着相夫教子的生活，一年也不会去一次健身房，更不会出入高档西餐厅。她们没有精神世界，没有追求，没有自我。兰馨老师，你说，人如果活成那样，生命还有意义吗？太可怕了，这不是虚度生命是什么？她们不感到恐惧吗？我都替她们感到恐惧。

在乐婷表述的过程中，我似乎看到一个登台演讲的女权主义者，下面是一排排黑洞洞的镜头，闪光灯闪烁不停，听众，只有我一人。尽管如此，她仍然在卖力地演讲，声音由低到高，语速越来越急促，被认同的需求如此强烈，说到“恐惧”二字，乐婷竟挥舞起手臂，在空中比画着。

我诧异的是，乐婷因什么而“恐惧”？为了不成为“其他人”？其他人在她那里，都是失败的人，她自我提升的目的不是为了获得成功，而是为了避免失败，这又是深层的“自卑”心理。

兰馨老师：乐婷，我相信如你所说，你是一个不断追求自我进步的女性，这很好。但是，你用了“恐惧”一词，我想知道，是什么东西让你恐惧？

乐婷一脸迷茫，似乎已经忘了刚才自己说过的话。她想了想，喃喃自语，恐惧，是什么让我恐惧？

乐婷：哦，是这样的。老师，你应该也有这样的经历吧，当你和别人聊

> 天的时候，别人说起一个话题，你如果全然不懂，肯定很尴尬。我以前也偶尔会这样，但是，现在看来，我比周围的朋友懂得多，更智慧，每每和她们交谈，我都会说起很多她们不懂的东西。这时，我会感到很满足，有一种说不出的成就感。所以呢，如果不注重自我提升，与人交往必定时时被动，能不恐惧吗？

你不可能看穿我

乐婷所谓的“自我提升”，就是在追求谈话时谈资丰富，胜人一筹，就是追求一种优越感。优越感是认识自我的过程中最大的迷障，为了虚浮的优越感，很多人会拼尽全力讨好某人，时刻扮演老好人，或者忙于肤浅的应酬，显示自己被需要，活得忙碌而无意义。

我了解到，她在这家外企工作了十年，目前做的管理岗位有一定专业性质，需要与各部门斡旋、与各色人等交锋的机会并不多。她也说，自己交往圈子不大，好朋友就两三个。那么，乐婷的比较对象是她周围特定的人，还是泛泛而抽象的“其他人”呢？

从她一进门说话的腔调虽温和而友善，表情中却透露着“你不可能看穿我”的严肃；她的眼神充满笑意，但是这种笑是那么的客套。最重要的是，从她的叙述中，我看不到求助者的影子。她美丽、聪慧、优雅，重视生活品质，重视精神世界，爱学习等，她全身的每个毛孔都发出一种声音：快点来羡慕我吧！

只是，如果自我提升的目的仅仅是在交谈中胜过别人，那这种追求终究是肤浅和平庸的。就在乐婷再次抿嘴、嘴角上翘、脸颊现出两个浅浅的酒窝时，她骄傲的气势劈头盖脸地朝我压来。我眼前闪过一幅画面：一个她口中描述的乐婷，一个真实的乐婷，横亘在我面前，各自据理力争，不分上下。

真实的乐婷，一定不是这样的！

咨询师的“压力”

我也笑笑，端起茶杯，手在空中画了个大圈，关上眼前那道想象的大门。不得不承认，我感受到了压力，无形的压力。

奇怪的是，乐婷一直不说她求助的原因，“自我提升”是所有咨询者的最终目的，不是求助的原因。

就在前几分钟，我们双方还在小心翼翼地彼此试探，并没有呈现出实质内容。我的压力从何而来？从事心理咨询工作有十年了，我早过了面对来访者手足无措、比来访者还紧张的阶段，我了解自己的优势和弱点，在我擅长的领域内，大部分时间我都能驾轻就熟。通常来说，我分得清压力来自我自己，还是对来访者的反移情。

但是，此时此刻，我有些分不清了，只觉得手心冒汗，头皮阵阵发麻。

乐婷在日常的人际关系中也会带给其他人这种感觉。

我在自己的“压力感”上停留，倾听“压力”带给我的声音：对，这不是我不能应付棘手问题的压力，这是由一种人际交往中的压迫感所导致的压力，而且，乐婷对这种“压迫感”驾轻就熟。她刚才不是说了吗，她喜欢在交谈中胜过别人，让自己处于优势。此刻，她在习惯性地利用这种压迫感来控制我，控制咨询方向。我不能中圈套。

咨询继续，我决定仍然谈论“恐惧”的话题。

> 兰馨老师：嗯，你很看重人际交往时对方对你的正面评价，这种评价和认同对你很重要，所以，这么多年来，你一直注重自我学习，丰富自己的精神世界，以期在人际交往过程中得到更多的认同。

当我说出这段话时，乐婷的笑容僵在脸上，杏眼圆睁。我点头示意她听我说完。

> 兰馨老师：我想知道，这种担心不被他人认同的恐惧是从什么时候开始的？

婚姻出了点问题

乐婷的惊讶表情已经说明一切，她对我的反馈感到意外，但又无从辩驳，似乎，我很快戳破了她包裹得很完美的外衣，她骄傲而敏感的内心极不情愿地暴露出来，虽然是“犹抱琵琶半遮面”。

咨询前，我认真翻阅过乐婷在团体辅导里的言谈和行为记录。

其中有一个细节：在第一次团体辅导的收尾环节，两人一组的搭档需要说出对彼此的看法，乐婷说了一大堆关于女性该如何穿衣、打扮、保养皮肤的建议。搭档是一位二十多岁的女孩，初入职场，连连点头称是，神情有点懵，眼里尽是羡慕。轮到搭档发言，她只说了一句：“乐婷姐是个美貌和智慧并存的女性，我觉得她很完美。”其实，这个环节要求小组成员对练习过程发表反馈，乐婷却避重就轻地谈论自己熟悉的话题，并未触及辅导的感性层面。

也许，乐婷的内心世界，是一个连她自己都不了解的陌生领域吧！

我在等待乐婷回答的空档，拿起笔，迅速在纸上记下“完美”两个字。抬头时，乐婷已经坐得笔直，双手放在大腿上，胸口一起一伏。

> 乐婷：其实，我以前真不知道恐惧背后是担心不被认同，真的没想过。但是，这应该是每个人都有的担心，不止我一个人吧。

乐婷的意思是：她一方面承认自己有这样的担心，另一方面辩解自己并没有什么严重的心理问题，只不过有点人性的弱点，仅此而已。

> 兰馨老师：是的，你说得没错，确实，每个人都有人性的弱点，都希望被他人认同，这是合理的。但是，你选择这个时候来接受个体辅导，这是否也是自我提升的一个方面呢？或者说，你有着一种不被认同的恐惧，所以前来咨询。就像你选择参加婚姻团体辅导，是否也伴随着某种程度的恐惧呢？

也许，乐婷希望从我这里得到与小搭档相似的反馈，给予她认同，毫不吝啬地赞美她，但这种认同和赞美对她不仅无益反而有害，那样会是毫无深度的咨询。我能想象得到，如果我的反应和她在团体辅导课里的搭档相似，她很快就会有“挑剔”我的理由：这是个毫无效果的咨询，这是个无洞察力的咨询师。

正因为团体辅导课满足不了她深层的需要，她才主动要求接受个体咨询。但是，一个不承认自己有心理问题的人、不肯放弃“完美”执念的人，怎么可能从咨询中获益呢？

获取赞美和认同是她的需要，但我相信，她更希望我能帮她解决内心的深层问题。矛盾在于，乐婷一直拼命表现出自己不需要、不屑的样子，以保护自己精心打造的自我形象。这样严重的“阻抗”，在主动求助的来访者中，还真是少见。

乐婷全身紧绷，气氛凝重起来。

> 乐婷：是的，我的婚姻出了点问题，但是，婚姻团体辅导课上的成员都太年轻了，她们是不能理解的。

华丽的外袍

亲爱的读者，您可能有些疑惑，既然乐婷咨询的目的是自我提升，那就先听听她说什么，看看咨询能帮她些什么，为什么我要如此步步紧逼，要乐婷直面她的“恐惧”呢？

其实，乐婷前面的铺叙已经用去二十分钟，并未带出任何有实质意义的咨询目标。她一面以“居高临下”的态度挑剔着身边的“其他人”，认为她们相夫教子的生活不值一提，一面“挑剔”着咨询室的布局和咨询费用，仿佛她的生活方式、她的品位、她的精神追求都高于一般人；但是，她又有着强烈的被欣赏、被认同的需要，希望从我这里得到肯定和羡慕的目光。也就是说，她一身华丽的外袍，是穿给别人看的。说到底，她自己都不相信，这个平凡的肉身配得上这件华丽的外袍，因为，一个真正自信的人是不需要他人羡慕的。

这件华丽的外袍，换成心理学术语，就是“虚假的自我形象”。

咨询师的工作，就是帮助来访者卸掉外袍，把自己不喜欢的、不完美的甚至伤痕累累的肉身展露在工作室的聚光灯下。

医生做手术，不也要做这样的准备工作吗？

危机四伏的婚姻

乐婷开始诉说她的婚姻问题。

乐婷和丈夫是大学同学，结婚多年未生育孩子。据她说，丈夫不喜欢孩子。丈夫文斯是大学教授，用他自己的话形容，是个精神贵族、学术狂人，三十多岁就评上了教授。虽然早已过了激情燃烧的热恋期，比起很多老夫老妻，夫妻俩感情还是不错的。乐婷性格比较急，文斯慢吞吞的。她学的是工科，到了外企后，改行做了有一定专业性的技术工作，文斯学的是文科，一直坚持自己硕博连读时的研究方向。

本以为一生就这样风平浪静地过去了，故事却开始了。故事源于丈夫当上硕士生导师的第三年，也就是今年。文斯带的研究生全是女研究生，其中有一个在职研究生，集聪明与美貌于一身的女孩。乐婷见过她的照片，只觉得那个女孩的美丽中透着狠辣与阴冷。照片上，文斯就站在这位美女研究生的旁边。

就在今年，乐婷的岗位增加了业绩考核环节，去外地进修和洽谈业务的时间随之增多。每每到达下榻的宾馆，乐婷都会习惯性地打个电话向文斯报平安。然而，有那么一两次，文斯都没有接电话，第二天才回拨过来。乐婷很是生气，自己只身在外，你漠不关心不说，电话、短信统统不回，这算什么？文斯的解释不是和研究生讨论论文，就是开学术研讨会。

晚上还开什么会？乐婷质问。文斯支支吾吾，说系里临时通知，为了应付大型课题，晚上召集大家紧急开会。直觉告诉乐婷，丈夫在撒谎，电话里的丈夫，声音发抖，东拉西扯，想必此时定是脸红脖子粗，抓耳挠腮，这是一个从不撒谎的老实人正在学习撒谎的典型表现。乐婷决定试试丈夫，继续问道，你们开会讲什么呀？谁主持的？在哪里开呢？课题参与人有谁？一阵狂轰滥炸后，电话那头静止了，停了片刻，传来文斯气喘吁吁的声音，跟你说这些你又不懂！别以为自己看了几本心灵鸡汤的书就来拷问人，你没资格！“啪”！电话挂断了。

> 乐婷：我出差回来后，他没来机场接我，为这事，我们三天都没说话。兰馨老师，我这是怎么了？我就是怀疑他和那女研究生好了，就是有这样的怀疑。他以前不是这样的，从不会对我大吼，说话都是轻言细语的，有时候嘛，你还觉得他窝囊，一个老好人，在学校里怎么样都要受点欺负。你看，自从他带了那个漂亮的女研究生，整个人就变了。

真的不在乎吗?

乐婷美丽白皙的脸上出现一条条扭曲变形的光影，那是黄昏的阳光透过窗帘斜映在她脸上的。她的眼睛睁得大大的，长长的睫毛丝丝分明，眨眼时，像麻雀扑闪着的一对羽翼。从头到脚，她都细心修饰过，连脚指甲都涂了艳红的指甲油。这是一位韶华已逝但仍葆有青春的女性。现在，她在年轻貌美的女研究生面前败下阵来，她怕自己会输，输给青春，输给容颜。

这是她的恐惧吗?

> 兰馨老师：听了你的讲述，我感受到一种压力。从你的角度来看，这种压力是丈夫反常的言行造成的，背后的原因有可能与那位女研究生有关。从一开始，我听到你说，迫于恐惧，你想不断地提升自我。现在看来，这种恐惧与你的婚姻现状有关，你如何看待这种感觉？

作为咨询师，我当然会专心听来访者讲故事，但是，我更要时刻提醒自己，咨询方向不要被故事牵引，来访者在咨询中暴露出的情绪、人格特质才是最重要的。咨询师的工作既然是解决来访者的心理问题，就要从每个故事里找寻能给咨询带来方向的蛛丝马迹。

如果咨询是一条又长又黑的隧道，此时，我和我的来访者都在隧道里穿行。

乐婷撇了一下嘴，不屑的神情一闪而过，似乎在说，我怕那小女孩？笑话！很快，她的表情恢复了正常，挤出一丝僵硬的笑容。

> 乐婷：老师，你的意思是我害怕丈夫被抢走，怎么说呢？这还真不是我担心的问题。如果他真的愿意和那女研究生好，他们就好吧，我一个人过，也不错啊！说不定还会找到比他更好的男人，你说呢？

说完，乐婷哈哈大笑，往后一仰，露出一排秀气的牙齿。许久，她才平息下来，我注意到，她的眼角有些湿润。

干完这碗鸡汤？

乐婷的话有些非同寻常，似乎在暗示某些信息，我正想继续关注这个话题，乐婷却岔开了。

> 乐婷：唉，怎么一下子说了这么多，我的目的真的就是向老师学习，你看看，我在哪些方面可以改进呢？很多人都认为，只有出现心理问题才会去做心理咨询，这都是哪辈子的陈腐观点了。心理咨询应该是现代都市人的一种标配，每天过着朝九晚五、人来车往的快节奏生活，咋会没压力呢？何况人都不是完美的。

乐婷的这番话，无疑又将咨询带回原点。婚姻问题刚开头，正在步步逼近真相之时，乐婷又半路绕开。不得不说，她的防御机制十分强大，她将“害怕失去婚姻”的恐惧合理化为“一个人也很好”，她根本就没有做好接受咨询的准备。

咨询，只是她的另一项谈资。

我甚至能想象得出，她在下一次和“其他人”交谈时，会故作镇定又不失得意地说：我都去看心理医生了，一小时收费还不便宜，唉，谁叫我要追求完美呢？在其他人诧异的目光下，乐婷便能开展一次布道式的演说，关于什么是心理咨询，什么是心理学……她又成功地吸引了他人的注意，赚足了羡慕的眼光。

此时此刻，乐婷的自鸣得意让我浑身不舒服。经过两次团体辅导，我和她的信任关系并未建立起来，或者说，她和团体里的所有人都未建立起信任关系。我很好奇，现实世界中她有真正的朋友吗？

来访者和咨询师在几平方米的咨询室里的人际互动，几乎就是来访者在现实世界里人际关系的缩影。乐婷又露出标志性的微笑，她的酒窝很妩媚，整张脸的表情却很僵硬。

面质

我瞟了一眼挂钟，还剩十分钟，从头到脚，我感觉一阵阵疲累。我隐隐感到乐婷潜藏的问题并不简单，一时半会又很难找到突破口。

乐婷仍然在说她过来咨询的原因是自我提升，说自己做事情虎头蛇尾，没什么耐心。办了上万元一张的瑜伽卡，做了三次就坚持不下去了；说自己有拖延症，比如一个品牌商店搞促销，她很想去，但是觉得家里的名牌包包已经够多了，再买的话堆不下了，拖着没去，后来终于还是去了，真的很便宜，一个包包才三千多元——但是，促销已经过了……

讲述的时候，乐婷满面春风，十分兴奋，时不时掩口大笑，做出不好意思的样子，说自己很蠢，还老记错人名，现在身边有一个二十多岁的仰慕者，她老记不住别人的名字，每次都叫错。上次，竟然脱口叫出“小胖”，仰慕者好难堪，满脸通红。

乐婷在拖延时间，拖延面对真相的时间。

我想，我可以从她刚才的表情来做突破，对乐婷进行面质。

> 兰馨老师：刚才我们聊到了你的婚姻，正在谈你的恐惧是否来自婚姻，虽然你矢口否认了，但是我看到你的眼角有些湿润。随后，你马上岔开话题，不愿意继续分析恐惧的实质，我的感觉是，你还没有做好咨询的准备。

乐婷愣住了。

面质，即指出来访者身上的矛盾，比如言行不一，咨询动机矛盾（是准备改变还是维持现状）等，是一种指导性非常强的技术。如果咨询师和来访者的信任关系尚未建立起来，来访者有可能感觉被冒犯。但是，这次我不得不棋行险招，我期待乐婷能真实地面对自己。

乐婷听完我的面质，脸颊马上飞起两朵红晕，眼角又开始湿润起来。她扯了一张纸巾，佯装擦拭，却在偷看我的表情。

我收起笑容，表情严肃。

> 兰馨老师：乐婷，我很想帮助你，但是，你今天的状态确实让我帮不了你，而且，我感受到来自你的强大压迫感。我不知道你在和他人相处的时候是不是也给别人带来过这样的压迫感。今天的时间已经到了，如果你确定要接受咨询的话，我希望你能真实地面对自己。
>
> 乐婷：接下来我需要做些什么？或者说，你有没有什么建议和作业给我？
>
> 兰馨老师：只有一项，收集你周围人对你的评价。

反思

我和助理送她到门口，电梯一开，里面站着两个楼上公司的职员。乐婷迅速用纸巾在眼角抹了抹，回过头，很有礼貌地向我们道谢。

乐婷还有三次团体辅导课，她会来吗？

亲爱的读者，此时您对乐婷的感受如何？

您会不会觉得乐婷口口声声宣称的“弱点”都是她炫耀的资本？对，我也是这种感觉。如果在现实生活中，聚会上、咖啡馆里，我遇到乐婷，我和她一定话不投机半句多。她给我的感觉是肤浅、无聊、庸俗，她的谈话全是自说自话，没有要和人交流的意思。但她却强调自己一直追求内心成长，追求智慧。似乎，在她理想的自我世界里，她是人群中最有智慧的人。

如果不多加小心，我就很容易陷入乐婷旧有的人际互动模式里——对她吹捧恭维。那么对她而言，这不仅起不到治疗的作用，相反，一定是起反作用——强化了她多年以来固定不变的、僵化的人际互动模式——通过在他人面前展现优越性而获得他人的赞美和认同。

心理咨询绝不是灌鸡汤。

如果咨询师也对她不吝赞美之词，或是说一段鸡汤式的励志语句，乐婷还有什么理由继续接受咨询呢？

打开一盏灯，泡上一杯香气四溢的花草茶，读着暖心的鸡汤文，比听咨询师无头绪的分析、解释和吹捧惬意多了。

乐婷确实没做好咨询的准备。

我的直觉是，乐婷的婚姻出了大问题，或者说，她的人格失调症很严重。

过去，告别了

跟文斯说的是周五回成都，培训却提前结束，乐婷的航班周四晚上就降落在机场了。从美容院出来，已是晚上九点了，文斯电话关机，乐婷打车直接回家。

到了小区，乐婷举头一望，家里的灯没亮：这家伙，又在开会？

乐婷上了楼，电梯里的电视广告正在播放一支欢快的曲子，屏幕里，几个小孩在原野上奔跑，乐婷抿嘴一笑。

出差这几天，她思考了很多，从结婚第一年到现在，她能从平静如水的生活里品味出的幸福点滴正趋于干涸。随着年岁的增长，丈夫身边的崇拜者越来越多，她自己的人际圈却越来越窄，朋友生孩子的、带孩子的，能约出来说两句话的人越来越少。

我现在还不算老，也许，还可以要个孩子。

乐婷从电梯的镜子里看到自己依然曼妙的身材，心里一阵狂跳。等文斯回家，把这个想法跟他说说。

到了家门口，乐婷伸手去包里掏钥匙，翻了一遍，没摸着，难道没带钥匙？乐婷拍拍门，没动静，打电话，又关机。乐婷把包里的东西都倒在地上，仔细翻找，她明明记得钥匙是放在一个小口袋里的，是不是掉出来了？

这时，乐婷听到笑声，从很远的地方传来，隐隐约约的，这笑声，乐婷再熟悉不过了，是文斯。文斯一直习惯不张嘴的“冷笑”，遇到再高兴的事情，他都是闭着嘴从喉咙里发出“哼哼”的声音，起初是为了掩饰他的两颗大黄牙，后来就成了习惯。一声，两声，频率越来越高，声音越来越响，是从家里传来的。家里还有其他人？

乐婷从餐巾纸袋里找到钥匙，钥匙冰凉，她的手更凉，呼吸似乎停止了。她拿着钥匙，想了很久要不要开门。她已经料想到发生了什么，但还是抱着一丝期冀。也许，文斯在打电话？

打开这道门，就没有回头路了。这道门，是他们婚姻的开始，也将是他们婚姻的结束。从这道门走进去，她乐婷就不再是之前的乐婷了。乐婷凝神屏气，耳朵贴在门上，她想听听会不会有其他声音，比如，女声。听了足足五分钟，一声“哎哟”震痛了乐婷的耳膜，声音很微弱，却从耳膜一直刺到心里。许久，乐婷才有力气重新拿起钥匙，她闭上眼睛，插入锁孔，使出全力，扭动了钥匙。

门开了，卧室里透出昏黄的灯光……乐婷蹲在地上，张开嘴，大口大口地呕吐起来。

她什么都没看到，但是也什么都看到了。反胃强烈，她吐得直不起腰，越吐越恶心，最后是一阵阵干呕，她要把电梯里的想法吐个干净，她要把八年的生活片段嚼得粉碎，一口一口吞下，再一口一口吐出。

她身旁，是一双小巧的女式凉鞋，陌生的。

卧室里的人，起初很慌乱，随之就平静了，没有人说话，夜，静得可怕。

过去，告别了。

第二次咨询

周五的团体辅导课，令人意外的是，乐婷来了。

她装作什么也没发生，团体辅导课开始前，她兴高采烈地和另一位组员聊着周末的出游打算。团体辅导过程中，乐婷的话不多，在反馈环节，她也轻描淡写地提及自己的弱点：比较在乎别人对自己的评价，和其他组员差不多，在婚姻里会常常感到身心疲惫。两个小时的课程结束后，乐婷走到我跟前，有些尴尬地笑笑，轻声说：

“抱歉，兰馨老师，上次咨询，我确实没有说实话。”

第二次咨询，乐婷约的是周一下午三点。

周日晚上，乐婷打电话给我，说临时有事，周一下午的咨询取消。放下电话，我无奈地笑笑。对于乐婷来说，第二次咨询必定会谈及让她非常痛苦的话题，她的临阵脱逃，是可以理解的。

周一上午，乐婷又打来电话，问咨询可否提前到下午两点。我问她，你已经决定取消咨询，为什么突然又改变主意了？乐婷在电话里一再道歉，说自己昨天记错日程了，今天下午的时间是空着的，除了今天下午，就没有其他空时段了。我问她，你想过昨天晚上取消咨询，今天突然又约，会影响我的工作吗？我平静地说出这句话，语气虽然温柔，乐婷却仍然听出了我的不满。她又解释了一遍，说自己没有别的时间了。

这应该是她在人际关系上经常犯的错误：很少去顾及他人的感受，只考虑自己的需要。我再次重复了刚才的话。

“乐婷，我很理解你的感受，也谢谢你对我的信任，但是，我今天下午已经有其他的工作安排了。所以，我们只能改时间，如果这周你抽不出其他的时间，我也感到很遗憾，因为，我还要为其他来访者负责。”

电话那头安静了几秒。

“那五点钟可以吗？”

乐婷问。

我们重新约定了时间，周一下午五点钟。挂了电话，我在案例记录本上记下：三次更换时间。心理咨询是一个漫长而复杂的人际互动过程，咨询师不仅要了解咨询室内发生的事情，还要关注来访者在咨询室外的举动。迟到、更换时间、临时取消这些行为信息不应被忽略，它们都透露出来访者微妙的内心冲突以及对咨询的阻抗。下次咨询会有突破吗？我也不确定。乐婷能预约第二次咨询，无论如何，这也说明她在试图翻越心里那一座座被称作“阻抗”的高山，担心、犹豫、惧怕。至于结果，只有我和她共同努力了。

期待我们第二次咨询时乐婷能真实一些。

讨好者

酷热的午后，星星点点的小雨，在半空就蒸发掉了。

屋外的法国梧桐树上栖着几只知了，忍气吞声地支吾着。

这个下午，我有三个咨询，空调呼呼地吐着冷气，我匆忙地在本子上写画。天一热，头就昏昏沉沉的，来访者似乎和我隔了一堵空气墙，他们的声音在离我一米远的空间回荡，总是进不到我的思想深处。

一个女大学生，有轻度的考试焦虑症状，男朋友陪着她来咨询。

一个男青年，上班时总担心有人在背后监视他。

形形色色的人，形形色色的问题。

首次咨询的主要任务是和来访者建立起信任关系。

我发现自己心里一直在惦念着乐婷，在和来访者对话时，每一句话我都在质疑他们的真实性。这种感觉真的不好受，是我给自己的压力，上一次没有完结的咨询，多多少少迫使我怀疑自己的咨询策略：在咨询中，我是不是该主动一点，再主动一点呢，说出我的所有感受，直逼真相？

然而，咨询的原则是，尽量不要在来访者想告诉你真相之前主动追问，因为这样会破坏咨询关系。

咨询师需要平心静气，等待时机。

第二个咨询还没有结束，乐婷就来了，我听到外头有轻微的说话声，助理“哒哒哒”地从客厅走到咨询室门口，停留了一会儿，又踱了回去。

我一看表，已经超时两分钟了。我和来访者做了简单的回顾和总结，把他送出咨询室，开门的时候，他先探出头，四下望望，像一个躲猫猫的孩童，脑袋转了一圈后，才慢慢缩回来，直起腰，整理好衣服，趾高气扬地走了出去。

乐婷进到咨询室，手里端着一杯热气腾腾的咖啡。

“兰馨老师，给您的，刚泡的咖啡，您辛苦了，要不要先休息一下。您的来访者这么多，可见您多受欢迎啊，我就知道，我找您是找对了，第一次听您的讲座，我就想，如果我要做咨询，一定找这位老师。”

我接过咖啡，道了谢，轻轻地放在桌上。我安排咨询时间时，会让来访者之间至少间隔二十分钟，以免他们在候诊客厅里撞见了尴尬。虽然在咨询工作室遇见熟人是小概率事件，但是有些来访者会很介意。毕竟，在大城市，看心理医生虽说不上丢脸，但也不想弄得尽人皆知。有些特别敏感的来访者，会在咨询一开始就让咨询师反复保证，不要让第二人知道他来看心理医生，这种情况就需要特别注意。

但是，乐婷今天很兴奋，尤其是见到刚才走出去的男青年，她眼睛一亮，整个人似乎一下子高了一截，还没等我送走这位来访者就过来和我打招呼，还跟我一起送男青年，似乎自己就是这里的主人，她是怎么想的呢？至少，在我遇到的来访者中，这种情况不多见。

我初步判断，乐婷是在讨好我，为了她上次未完结的咨询，为了她八次更换时间，她用一种不适宜的方式讨好我。

杜绝咨询里的虚假

讨好的本质是一种交换，并非与对方真心相待，而是故意表现出顺从、谦卑以获得对方的好感。讨好者内心都有很强的自卑感，甚而有对他人的敌意。他瞧不起讨好他人的自己，也恨那些让自己违心讨好的人，在恭顺的外表下藏着与笑脸不相符的内心。

我坐下来，拿出乐婷的咨询案例记录，思考从哪里入手，但是，我有些举棋不定。她来之前，我本想从她上次咨询结束时流露出的情绪入手，再过渡到团体辅导和更换咨询时间上面。现在看来，我首先需要关心我的直觉，直觉告诉我，乐婷的讨好是另一种形式的阻抗。

> 兰馨老师：刚才不巧，你和我的上一位来访者打了个照面，希望你不要介意。
>
> 乐婷：哪有啊，我只是怕您累着。
>
> 兰馨老师：如果你是咨询师，你对他的第一印象如何？你认为他是一个怎样的人？
>
> 乐婷：他一定是对咨询很满意啊，你看，他走出来时，满面春风，我不知道我说对没有，我只是猜的，他挺精神的。

乐婷的脸绷得很紧，虽然在笑，笑容却是僵硬的，她语速很快，每句话都脱口而出，似乎没经过大脑，这是她的一种固定思维，恭维人的固定思维。我皱皱眉，摇摇头，乐婷过来咨询的目的是什么？第二次了，还是来我这里消磨时间的吗？

> 兰馨老师：乐婷，你今天打扮得很漂亮，满面春风，希望我们有一个好的交流。我所说的好的交流是彼此坦诚的、真实的。你坐在这里，是希望得到一些帮助。我坐在这里，是希望能够帮助你，我们可以像最好的朋友一样彼此坦诚。我知道，对你来说，需要一定的时间，但是我相信你能做到。

乐婷的笑容顿时僵在脸上，但很快又满脸堆笑。

乐婷：您是说我不够坦诚吗？老师，我说的都是真心话呢，我真的觉得您很棒啊，您看，我开车过来二十多公里，我想着可以和您交流，我都不觉得远呢。

看来，我必须要打破乐婷的这种思维模式，否则，我们的咨询又会像上次一样毫无收获。

我向乐婷继续解释坦诚的意思，并向她说了我对上次咨询的感受。我说，你给了我很多压力，因为你表现得太“完美”。我认为，你在上次咨询中谈到的所谓“自我提升”，只是想追求“高人一等”的优越感罢了，只是想远离失败的自己，不要让自己活得像那些失败的“其他人”。如果人的某种追求源于“恐惧”，说明从本质上，这个人不认同自己。

说到这里，我感觉到，自己胸中那一小团愤怒的火苗，在我说话的时候，慢慢熄灭了，心里一片黑暗，有些没底，但是又感到了一种透彻和舒坦。眼前的乐婷到底能不能从我的这段话中领悟到什么？

我在一条险径上行走，如此快地把我的感受暴露出来，很可能会让来访者尴尬，觉得被攻击，被羞辱，甚至会放弃咨询。无论如何，这次咨询，我要在第一时间揭下乐婷的人格面具，向她说明，咨询中，无论是我还是她，都要杜绝虚假。

从人际关系入手

兰馨老师：上次咨询中，我给你留了一项作业，收集周围人对你的评价，便于你更好地了解自己，也便于我更好地了解你。现在，我们来聊聊你的作业吧。

乐婷有些羞赧地低下头。她轻轻叹了口气，抬起头时，她的嘴角下垂，似乎很无奈，眼角却藏着一丝得意。

乐婷：这个问题呢，我真的想回避，但是，我知道，到了咨询室，就要暴露真实的自己，所以呢，我也不隐瞒了。我原来有很多闺蜜，但是，可能是误会吧，当我跟她们的老公也熟识之后，她们都把我当作危险人物，害怕我把她们的老公抢走了，关系就慢慢疏远了。现在呢，我几个要好的朋友都随着老公搬到了另外一个城市，在成都，我还真没有一个要好的女性朋友。

我点点头，至少，这个回合下来，我搜集到一点比较真实的信息，乐婷现在很孤独，她没有朋友。但是，如果我将"孤独"这个词反馈给乐婷，她一定会马上解释，没有啊，我有很多兴趣爱好啊，我整天忙得很，我要参加好多培训班哦。

兰馨老师：你说你的闺蜜担心你把她们的老公抢走，把你当成一个可能会威胁她们家庭的第三者。上次，你在述说自己的婚姻时，也有对第三者的担心，也就是说，有魅力的女性都容易被当作危险人物。但也许并不是这些女性的错，而是其他自愧不如的女性的多疑，或者说自卑吧。你怎么看这个问题呢?

既然乐婷在上次咨询中说到她的婚姻，此刻，我一定要抓住机会，用这个双关问题，让乐婷重新谈论她的婚姻。"自愧不如""多疑""自卑"，句句戳中乐婷的痛点，无论如何，在这次咨询结束之前，我一定要和她建立起信任和支持的咨访关系。

乐婷的身体抖了一下，她本来左腿搭在右腿上，凉鞋上的亮片一直晃动着，听到我的反馈，她放下左腿，两腿并拢，随之，她肩膀耸起，像一只受到惊吓的长毛猫，"呼"地站了起来。

我着实被惊了一下，也站了起来，乐婷的胸脯上下起伏，眼圈慢慢变红。我伸出手，搭在她的肩上，轻轻拍了拍，示意她坐下。乐婷垂下头，泪水夺眶而出。

乐婷：是的，我自卑，我很自卑，我有点喘不过气了，今天就这样吧，我先走了。

乐婷一脸泪痕，来不及擦拭，就去拉门把手。我上前拉住她，向她解释，这是我们咨询的关键时刻，千万不要错失，我向她保证，我可以帮助她。但是乐婷不听我的解释，只是一个劲地摇头。

兰馨老师：乐婷，我真的想帮你。我看到一个无助的小女孩一直穿一身大人的衣服，这件衣服叫“优越感”。现在，你脱掉了这身衣服，我反而看到了真实的你，那个真实的、无助的小女孩。我请你留下。

听完我的话，乐婷的手从门把手上滑落下来，无力地坐回沙发。

变声者

乐婷静静地坐着，努力平复情绪。

她面色凝重，头慢慢垂了下来，刘海挡住了眼睛，我看不到她的眼神。

唉，她叹了口气，发出一种异样的声音。

顿时，我感觉背心一阵发凉。

乐婷开始说话，她的声音很低沉，和从前截然不同。从前，她说话的声音尖细，用了很多鼻音和舌尖音，现在，她用的是单纯的喉音，从喉咙里发出的声音干瘪粗糙，像个老太太。

乐婷：我可以说家乡话吗？不想说普通话了。

我的恐惧消失了。

真实的乐婷现身了。

天呐，她活得多累啊，连说话声音都要刻意而为之，不过说实话，现在的声音着实不太好听，有点乡土气的家乡话在她喉咙里打转，“l”和“n”不分，“s”和“sh”也混在一起，嗓音有点沙哑，四川话称这种声音是“破喉咙”。

乐婷：我是挺失败的，是的，其实，这件事我向我丈夫保证过，绝对不说出去。我捉奸在床，我……我用家乡话说会比较容易一些，主要是，家乡话有骂人的话，普通话里没有。

我点点头。

他那个龟儿子东西……乐婷一开口，是一口纯正的方言。

乐婷嘴唇上涂着厚厚的唇膏，粉粉的，她保持着优雅的坐姿，穿着一身考究的连衣裙，但是，她的面部表情变形了，嘴唇上下翻动，一串串骂人的词汇喷涌而出。她满脸是鄙夷的表情，眼角往下垂，下巴撅得很高，随着说话的节奏，头时不时往前探，像只准备战斗的公鸡，冠子涨得通红。

说实话，我有些后悔让乐婷留下。如果让我评判，我更喜欢乐婷的人格面具，着实不喜欢她现在的这副样子。

我在想，乐婷和她丈夫吵架时是否也是这样。

她捉奸在床时，面对年轻漂亮的女学生，她是否也是这副腔调?

想到这儿，我又可怜起乐婷来了，她极力掩饰的，就是这个她自己也瞧不上的真实自我。

婚变

在乐婷情绪激动的叙述中，我得知她经历了一场痛苦的婚变。

她出差归来兴冲冲地，却撞见丈夫和自己的女研究生行苟且之事。

此情此景，乐婷描述得十分真切细致：文斯蒙头缩在被窝里，一声不吭，装聋作哑，女研究生躲在墙角，用手遮住赤裸的身体，一个劲地向乐婷求饶，说自己是被文斯胁迫的，为了毕业论文能顺利通过，工作家人已经给她找好了，就等着拿学位证和毕业证了……

乐婷充耳不闻，把他们的衣服一件件扔出阳台，然后，她点燃打火机，想烧毁这处伤心地，和他们同归于尽……

乐婷越讲越激动，从叙述变成了低吼。她两眼喷火，双颊绯红，微弓着背，额头青筋凸起，像极了一头野兽。我甚至有些担心，她随时会扑向我。

> 兰馨老师：你想放火烧掉房子？然后呢？
>
> 乐婷：后来的事情我记不清楚了，文斯说我昏了过去，后面的事情我记不清楚了，我的头好痛。

乐婷抱住头，弓起背，把头埋进双膝间，身体左右摇晃着，头顶上的红色蝴蝶结也随之起舞。黄昏的阳光，从稀疏的百叶窗里射进来，照在乐婷身上，仿佛被她抖落了下来，漂浮在阳光中的微尘从她身上缓缓落下，像是她抖落的一身柳絮，又像是捆在身上的盔甲。

同一屋檐下的陌生人

乐婷：关于婚变的事情，我从没跟任何人提起过，因为……我和他还同住在一个屋檐下，但是，连陌生人都不如，我们几乎不说话，更谈不上相互关心了……他是爱面子的人，又是学院领导的候选人，不想在关键时刻出现个人生活作风问题。我呢？对，你说得对，我是追求一种优越感，我内心很自卑，我的婚姻有很多人羡慕，我不愿意离婚。

我松了一口气，乐婷终于愿意展露真实的自己了。

兰馨老师：听你这样说了之后，我也感到很沉重，你现在和一个背叛过、伤害过自己的男人同住，你一定承受了很多内心撕裂的痛苦；为了维持对外的体面，还必须放弃追求幸福生活的权利，为了你说的“优越感”，你真的付出了很多代价。

乐婷再次动容，她深深吸了一口气，似乎很疲累，斜躺在沙发上，如果不留神她湿润的眼角，还以为她在小憩。

乐婷：是啊，但是，不这样又有什么办法？

乐婷绝望地闭上眼睛，手在脑门上重重地捶打了一下，像一个愤怒的、无助的小孩，只能用伤害自己的方式来宣泄情绪。

兰馨老师：乐婷，乐婷，看着我！

我必须制止她的非理性行为。

乐婷缓缓地抬起头，一脸委屈难过的神情。

兰馨老师：乐婷，告诉我，优越感对你意味着什么？

乐婷开始讲述她的成长经历，她的方言着实不悦耳，但是，她说的每一个字，在心理咨询师听来，却是那么有意义，这是心灵音阶的真实弹奏。

长女

下面是乐婷的自述。

我出生在四川一个偏远山区的小镇，家里有六姐妹。

真是可笑，我的老家只有我丈夫才知道。我的同事都以为我是成都人，因为我的户口簿和身份证上的地址都写的是成都，我大学没毕业就在成都有了房子。

你知道为什么吗?

我大学没毕业就结婚了，对方是我自考班的同学，一个小老板的儿子，半年后就离了，他在外面乱搞女人。离婚前，我已有两个月的身孕，我去医院将孩子打掉了。当时我就在想，我坚决不为男人生孩子。

这段婚姻也有收获，房子归了我，我的青春换了一套房子，哈哈!

关于我的这段婚姻，文斯不知道，他也不需要知道。我告诉他，那是一个有钱的亲戚送给我的嫁妆。他是书呆子，头脑简单，他从没怀疑过这件事。

扯远了，我先说我的家庭吧。

我是老大，父亲一直想要个儿子，母亲却一连生了六个女儿。

本来我家就不富裕，生了那么多孩子，家里更穷了。我是老大，最小的妹妹比我小十五岁，还在读研究生。可以说，五个妹妹都是我和妈妈一手带大的，我爸爸什么都不管，什么家务事都不做。

真的，男人没一个好，何况，我爸也没啥出息，整天只知道出去跟人玩牌，回来后就抱怨自己没儿子，说没有儿子会被邻居亲戚瞧不起。有时喝酒喝醉了，还对我和妈妈拳打脚踢。可能头胎是女儿，他认为我没开好头，他从不打妹妹，只打我。他生不出儿子又不是我的错，是他自己没出息!

我恨我父亲，十多岁的时候，我甚至希望他死掉，因为他一辈子没出息，我们家也连带着被邻居欺负。

他十年前得病去世了，但是，我并没有原谅他，我仍然恨他。在我们那条街上，我家最热闹，最穷，但我却是最漂亮的。很小的时候，看到电视里的女孩穿一身白裙子，坐在钢琴前，我好羡慕，我就想，我长大了，一定要穿一条白裙子弹钢琴……

亲爱的读者，您一定发现，乐婷的原生家庭重男轻女的封建思想很严重，乐婷从小受性别歧视，对自己的女性身份有着深深的不认同感。

而且，她一直强调，父亲没出息，连带着一家被人欺负，她恨父亲。父母，是生命的源头，恨父母，就是憎恶自己的生命，憎恶自己生命的人，不可能建立起真正的自尊。所以，乐婷越是急不可待地想出人头地，越是显露出她内心的虚弱与空洞。

兰馨老师：穿一条白裙子弹钢琴对你意味着什么？

乐婷：弹钢琴对于我，首先不是享受，不是陶醉，而是成功。

兰馨老师：成功对于你的意义是什么？

乐婷：快乐，幸福，有尊严，超过很多人。

兰馨老师：你想超过的那些人有哪些特征？

乐婷：失败。

兰馨老师：失败，也包括过去的自己吗？

乐婷：……是的，我想远离那个失败的自己，越远越好。

过去的价值

离咨询结束还有十五分钟时，乐婷终于进入咨询状态。她谈到她的出生、家庭，对父亲的厌恶和蔑视，怨母亲软弱不争气，嫉妒三妹妹，是因为三妹妹最受宠，婚姻也很幸福。

乐婷用她那乡土气浓厚的方言，将她的过往描述成“一个女子在逆境和苦难中的奋进史”，说到父亲的重男轻女、不负责任、没出息、在外被人欺负、在家施行暴力，去世前两年还偶有寻花问柳之举，她措辞十分尖刻，一口一个“老不死的家伙”“老色鬼”。说到得阿尔茨海默病的母亲，她面露鄙夷，语气含酸，说了很多次“不争气”，意思是，母亲晚年本可以摆脱色鬼父亲，却抱定不嫁二夫的封建观念，活生生把自己“憋”出病来。

乐婷自己呢，读到初中被迫辍学，母亲让她考技工学校当工人。技工学校毕业后，在厂里干了半年乐婷就辞职了，全心备战自考，仅半年时间，就收到一所专科学校的录取通知书，自此，乐婷的“奋进”之路开始了。专科毕业前，她又申请了专升本的考试。读书期间结婚、离婚，分得一套房子，成为正儿八经的城里人。

换过几次工作，也是芝麻开花节节高，三十岁时，经人介绍认识了文斯，一个颇有前途的名校副教授，父母都是公务员。

恋爱时，她想着，如果隐瞒既往婚史，时间一长，会不会出现破绽，对方万一从她老家人、亲戚口中发现了蛛丝马迹，那可怎么办?

可喜的是，母亲首先打消了她的顾虑，教她如何解释房子的来历，又一一去给知情的亲戚送礼、打招呼。乐婷特别瞧不起母亲的行事方法，这样一来，岂不是此地无银三百两，广而告之，所有人都知道她为了钓得金龟婿，隐瞒了婚史。

反过来想想，反正就是办婚礼时请请这些穷亲戚走走过场，只要成功结婚，跟这些穷亲戚就老死不相往来……

表面上看，乐婷凭着自己的“奋斗”，学业、事业、财产、婚姻都在走上坡路。但是，亲爱的读者，您发现了吗，驱使乐婷“奋斗”的一切动力是——远离失败的自己，对失败的恐惧。

> 兰馨老师：听你说了这些，我在想，你现在有很强的成功欲望，内在动力却是远离失败的自己。听起来，你认为，自己的出生，不负责任的父亲，懦弱的母亲两度遭遇丈夫出轨，被隐瞒下来的婚史，还有老家的穷亲戚，都与“失败”的自己相关。
>
> 乐婷：是的，我的过去，我通通都讨厌，我想远离这一切，所以我才来

上你的团体辅导课，我才来做心理咨询，我想忘了这一切。

兰馨老师：假如你能忘记这一切，明天早上起来你会变成一个怎样的人呢？

乐婷：我又可以精力充沛，干劲十足，我有事业上的追求，还要追求新的爱情，享受生活……

乐婷的眼里闪过一丝希望之光，很快又暗淡下去。

兰馨老师：如何才能让你忘记这一切呢？

乐婷：如何才能忘记？好像已经成了我的过去，忘不掉的，听说催眠可以，兰馨老师，你认为催眠可以让我忘记过去吗？

兰馨老师：如果你没有过去，今天，你还会坐在这里和我交谈吗？

乐婷：你的意思是，正因为我有过去，我才会来寻求心理咨询，过去不完全是不好的？

我笑了一下，点点头，乐婷一旦进入咨询状态，她的悟性非常强。

咨询作业

离咨询结束还有五分钟，乐婷简略讲了一下过去的“失败”对她的意义。因为时间关系，我请她用几个关键词来总结。她选了这几个词：坚强、勇敢、决心、意志力、美丽、忍耐、纯粹。

兰馨老师：如果从明天开始，你就精力充沛、干劲十足，像你刚才说的，你有事业追求，爱情追求，享受生活，你和过去的关系会如何呢？

乐婷：如果我真的这样去做的话，过去就是在滋养我，而非牵绊我。

说出这句话后，乐婷自己也惊了一下。她后来形容，这句话一说完，整个身体开始发热，从内到外，内心某处的坚冰似乎瞬间融化了。

兰馨老师：今天的咨询，时间到了，说说你的感受。

乐婷：谢谢你，今天有如沐春风的感觉，我回去会继续思考“过去”的价值。我发现，我之前很多行为真的很傻。比如，文斯当着我的面出轨，分居后的几年，他常常半夜回家，就差把女朋友带回来了，但我竟然能够忍受。我的坚强、勇敢到哪里去了呢?

兰馨老师：因为你不接受婚姻二度失败，且都是以丈夫出轨而告终，你不接受，不承认这种失败。所以，你宁愿自己忍受痛苦和羞辱，却要在人前表现出“婚姻幸福”的假象，追求在人前的“成功”和“优越感”。也就是说，你阻止自己去看失败的婚姻带给你的价值。

乐婷：失败的婚姻是我过去很重要的一部分，它能带给我什么价值呢?可能是让我更加独立、坚强，我相信，即使我一个人，也能面对未知的生活。

兰馨老师：难道这不是价值吗?

乐婷：是啊!

咨询时间已经超过了五分钟，虽然乐婷还想继续分析婚姻失败带给她的价值，我却不得不按照心理咨询设置来结束咨询，请她回去将这个问题视作咨询作业，好好梳理并记录一番。

六月的傍晚，风里有微醺的味道，乐婷离开的时候，眼角仍湿湿的，目光里却多了一分亲和与真实，走到门口，她问：“兰馨老师，可以和你握握手吗?”

“当然可以，没问题。”

她的指尖，冰凉中透着一丝力度。

亲爱的读者，您一定好奇，既然乐婷和丈夫的感情已经破裂为何不选择离婚呢?两人一个为了“面子”，一个为了“优越感”，对外仍然维持着“完整”的婚姻，岂不是各自荒废生命，耽误了进入下一段感情的机会吗?而且，毫无感情的人如陌生人一般住在同一屋檐下，岂不别扭?

其实，在我的咨询生涯中，这样的离心而同居的夫妻我见过很多对!世间百态，无奇不有。就在今年，北京的离婚率已经宣告突破 50%，其他大城市的离婚率也是年年攀升，如果加上这些“事实离婚”的夫妻，比例岂不更高?婚姻制度难道真的会随着社会文明的进步而逐渐瓦解吗?

黑洞

八年前，也是一个夏天，也是在这里，乐婷和文斯高高兴兴地领了结婚证。闪光灯一闪，两人的笑容就定格在了相框里，一定就是八年。现在，这个相框落满灰尘，像一面被时光遗忘的哭墙。

八年后，又是夏天，乐婷和文斯再次走进这里。

左边是结婚登记，右边是离婚登记，乐婷有些恍惚，她过来干什么？身旁站着谁？文斯一脸冷漠和不屑，她跟着文斯朝右走，坐到条凳上，排队等着办手续。文斯的电话响个不停，他也不断起身，手捂话筒，轻声说着什么，一脸春风得意。乐婷心里空荡荡的，奇怪自己为什么没有丝毫感觉，除了后背有些发凉外，她为什么不悲伤？

快轮到乐婷和文斯了，他们各自掏出结婚证。刚放到办证桌上，乐婷就感到一阵眩晕，一种熟悉的感觉从脚底升腾起来，冰冷的，僵硬的，让人想吼叫！她觉得胸口堵了千斤重的东西，沉甸甸的，好难受，这种感觉蔓延到胃部，胃里鼓胀刺痛，感觉胃要穿孔了！

办证人员接过两人的结婚证，正待发问，乐婷眼前突然出现一个又大又深的黑洞，以后，她一个人，她只能一个人在这个黑洞里爬行，这个黑洞里，有好多好多童年时看见的怪兽，还有死人！

“啊！”

乐婷想呕吐，却吐不出来，一阵干呕之后，她从办证人员手里抓过结婚证，飞一样跑了。

文斯在后面喊她，那声音越来越远，最终消失在黑洞里。

第三次咨询

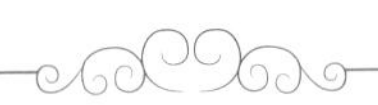

我的婚恋团体辅导课依然在进行，今晚的辅导主题是，夫妻如何吵架。乐婷连续参加了三期团体辅导课，第一期还有搭档和她一起扮演角色，到了第二期和第三期，单下来找不到搭档的只有她。她也表现出一副无所谓的样子，主动跑到我跟前，要求和我一起扮演角色。我说，我需要在团辅室巡视，充当观察员的角色，婉言谢绝。她便跟在我后面，摆出个助理的样子，问东问西。我几次请她固定待在一组当观察员，等待角色互换。该团体辅导是一个封闭式小组，每次出现学员请假时，扮演夫妻角色的搭档中，会有一人因多出来而暂时扮演观察员，等待该组搭档练习完毕，再与组员组成搭档重复练习。乐婷总说她无法进入固定观察员的角色，理由是这些搭档的对话都太假，没掌握团体辅导的要领。

两次下来，我看见不少学员开始有意无意地排挤乐婷，她仍无所谓，就目前总体情况而言，她已经不适合待在这个团辅群体中了。况且，乐婷又和我是一对一咨询关系，“双重关系”不利于个体咨询的深入开展。

上次咨询过了两周，乐婷在上周三预约了周四下午两点的咨询，周四中午十二点多打电话过来取消，说单位临时要加班，又重新预约了周五下午四点的咨询。周五下午我已经有两个咨询，怕时间太紧，让乐婷六点之后再来咨询室。电话那头的乐婷幽幽地说了句，六点我要去游泳，只有改天了，对不起，兰馨老师，给你添乱了。放下电话，乐婷语气里的醋意在我耳边酸了许久，她似乎略带责怪，责怪我不应把属于她的“咨询时间段”平均分配给三个人。她这种对“被关注”的强烈渴求从团体辅导已经扩展到个体咨询室。自此，乐婷又消失了两周时间，团体辅导课也不再参加。

这次咨询，她一改常态，提前了三天预约，声音里透出焦灼。

早到二十分钟

七月底，暑气从早到晚氤氲在咨询室里，空调开足了马力，喘着粗气。

开了一天的培训会，我斜靠在咨询室的躺椅上，随手翻看乐婷的案例记录。咨询中断了一个月，前两次和她的交谈中，她有多少领悟？这一个月，她身上又发生了哪些匪夷所思的事？

对，她一定是遇到了什么事情！

对乐婷的咨询动机，我一直在怀疑，她并非大多数遇到心理问题“走投无路，主动求助”的来访者，心理咨询对于她，到底只是生活的调剂！想到这儿，我摇摇头，苦笑两声。坊间常有传言：心理咨询就是“陪聊”。我不禁自嘲，即使自诩为严肃的心理工作者，“陪聊”之事也偶有发生，无可奈何。

五点四十分，咨询室的门铃响了。一分钟后，助理端了杯咖啡进来，轻轻放在边桌上，悄声说，这位来访者说咨询时间是六点，她在外面小坐一会儿再进来。我好生惊奇，乐婷从什么时候开始“守规则”了？

按照咨询协议，“迟到”和“早到”都不符合咨询规则，但是能严格遵守的来访者寥寥无几。一般来说，只要“迟到”得不过分，不影响咨询师的下一档时间安排，我们更倾向在咨询中谈论“迟到”的话题，以澄清来访者此次的咨询动机，确认他的“迟到”是否有“阻抗”因素。“早到”则比“迟到”复杂，早到五到十分钟是很正常的，早到二十分钟以上，也许伴有来访者的“讨好”心理，抑或“焦虑”情绪。

我试着去想象此时乐婷的神情，她的形象很模糊，也许，她身上矛盾的地方很多。如果她愿意正视自己身上的问题，愿意在咨询中做出改变，应该是一位好的来访者。

亲爱的读者，抱歉，当我用“好”这个字时，绝无道德判断，而是表明咨询师和来访者的匹配关系。心理咨询，是咨询师协助来访者解决心理问题的过程。和咨询师匹配的来访者，首先愿意正视内心的心理问题，其次愿意改变，最重要的是，愿意接受咨询师的协助。但是，自始至终，来访者都要有这个意识：改变的责任在我自己，是我要改变，而非咨询师发现我的问题，要我改变……

当我沉思时，乐婷叩响了咨询室的门。

你是“专家”

她今天穿了一件绿色碎花吊带连衣裙，额上缠一条粉色的蝴蝶结发带，长发梳成一条独辫，斜搭在左肩上，有少女的既视感。站在咨询室门口，她笑笑，有些羞赧。

“不好意思，我来早了，兰馨老师！”

“现在不早，刚六点，请坐，我们开始吧。”

乐婷的眼里闪过一丝不自然，当我看向她的眼睛，她立刻闪躲，一低头，一转身，坐到沙发的边缘，一个离我最远的位置。

坐定，乐婷客套地笑笑，也不说话，完全不是她平常的风格。

她的拘谨让我心里一颤，也有些不自然起来，我想，乐婷这段时间遇到了什么事情呢?

> 兰馨老师：今天想谈些什么?
>
> 乐婷：你能给我些建议吗?
>
> 兰馨老师：你的意思是，今天你过来咨询，是想寻求我的建议，是这样的吗?
>
> 乐婷：嗯，是的。这段时间遇到一些事情，没有人说，我也不知道该怎么办，可能我靠自己也能解决，但是我想，兰馨老师你是心理专家，所以还是听听你的建议好。

说到“专家”二字时，乐婷停顿了一下。在咨询中，如果来访者把“专家”的帽子往咨询师头上戴，咨询师可要小心了！这往往是“阻抗”的表现，也提示“咨访关系”并未真正建立起来。

亲爱的读者，您可能有些纳闷，可能会说：我们去医院里挂号，不都是要挂专家号吗？我们称呼医生一声专家，那说明我们信任医生呀！但是，你想一想，当你面前坐着一个“专家”，你和他的距离是近还是远？一定是比较远的，对吗？在心理咨询中，来访者如果特意强调“专家”二字，潜台词是：我对你的信任是有条件的，我对你的袒露也是有保留的，我只需要你在我期望的时候帮助我！

兰馨老师：乐婷，我有种感受，你说希望我给你些建议，是一句客套话，其实，你内心并不需要我的建议。

乐婷：不是客套话，兰馨老师，您是不是生气了？我不是客套话，我知道咨询中断了很长时间是我的问题，我改了时间，给您添乱了，对不起！

乐婷有些慌张，急忙解释。

兰馨老师：乐婷，我并没有因为你的咨询有中断或者改时间而生气，作为咨询师，我的责任是尽我最大的努力来了解你，这样我才能真正帮助你。但是，从今天你的整体状态来看，你似乎并不想让我了解你。

乐婷认真听着，轻轻点了点头。

从“难以接近”到“容易接近”

兰馨老师：我想请你做个评估，今天，此时此刻，我和你的关系距离可以评多少分？零分是你感觉你和我的关系很疏远，距离很远，十分是你认为最近，最值得信任、安全的关系。

乐婷：六分。

六分？真的有六分吗？还是乐婷仅仅是在讨好我，打了六分这么一个及格分数？

兰馨老师：谢谢你给我们的关系评了六分，我希望在今天的咨询中，我和你的关系距离可以更近一点。在心理上，我很想和你靠近，但是我总觉得被你拒之门外，有一层东西隔在我们当中。在前两次的咨询中，一旦我们触及一些关键点，你就躲开了。

说到这里，我想到上次咨询最后提出的问题：失败的婚姻带给你的价值。

今天，距离上次咨询已经一个月，是否正是触及到了这个关键点，乐婷便“躲”了一个月，甚至“躲”了团体辅导?

乐婷直起身子，抬起左手捋捋头发，把一缕乱发捋到耳背，似乎在准备着什么。

> 乐婷：兰馨老师，其实这两次咨询对我帮助很大，第一次咨询后，您让我去收集周围人对我的评价，我真的去做了。我问了几个同事，她们的一致说法是，觉得我很严肃，很难以接近。我就奇怪，我感觉自己很友善、很随和，为什么让别人感觉难以接近……不过，话说回来，兰馨老师，您的观察能力、专业能力真的很不错。

最后这句话，又是乐婷一贯喜欢的“讨好”模式，她的潜意识认为，只有赞叹、讨好他人才能让谈话继续。赞叹、讨好都是对咨询师的控制，这提示我，此时，她感到不安全。

很难和他人建立亲密关系，就是乐婷身上的一大问题。

我记得，第二次咨询时，乐婷也告诉过我周围人对她的评价。当时，她的反馈是自己被他人，尤其是被闺蜜当成危险人物。到底哪一种反馈是真的?

也许，“被闺蜜当成危险人物”是乐婷和朋友相处时内心的感受，“同事认为自己很严肃”是同事对她的评价。如果乐婷真的按照咨询要求去询问了同事，至少说明她这次咨询比以前真诚不少。

> 兰馨老师：谢谢你的坦诚。你提到，你带给他人的感觉是“难以接近”，这也是我对你的感受。如果这次我们的咨询要有效果，你需要怎样做才能给我“容易接近”的感觉呢?
>
> 乐婷：兰馨老师，在上次咨询中，我给您讲了很多我的过去。在那一刻，我觉得我和您是很近的，这些事情我从没有对其他人讲过，但是讲完后，我确实觉得不安全。我想知道，您对我的看法和评价是什么?您会不会瞧不起我?

兰馨老师：乐婷，当你这样问我时，你给我的感觉就是“容易接近”，上次咨询你告诉了我很多你不为外人所知的过往，你给我的感觉也是“容易接近”。你让我看到你坚强和完美外表下的脆弱，所以，我感觉你“容易接近”。

这段话让乐婷释然，她僵硬的肩膀放松了下来，朝纸巾盒的方向看了许久。

离婚背后的恐惧

乐婷终于开口讲了真正困扰她的问题。

第二次咨询后，乐婷搬出了文斯的家，回到了自己的小公寓。

前几天，丈夫给她打来电话，提出办离婚手续，乐婷想也没想就答应了。当天下午，乐婷和丈夫来到民政局，一进办证大厅，乐婷就感到一阵恐惧向她袭来，仿佛进入了一个长年不见天日的黑洞，那黑洞里，藏着一团团奇形怪状不知名的怪物。

乐婷从办证大厅逃了出来，文斯没有追上她。第二天，她预约了这次咨询。

乐婷：我就不明白，这三年，我们一直冷战，更别说沟通交流了。有时候，不得不说话时，他眼里全是挑剔和蔑视，好像出轨的人不是他而是我。但是，怪就怪在，为什么我如此害怕和他离婚呢？

兰馨老师：你说，一进到办证大厅，你感到一阵恐惧，是不是每次一想到离婚你就恐惧，你好好体会一下。

乐婷垂下眼帘，静静地回忆着。她的胸口轻轻起伏着，长长的睫毛微微颤抖，像在狂风中无家可归的雏燕。

乐婷：是的，每次一想到离婚，我就非常恐惧。

兰馨老师：你恐惧什么？

乐婷：好像自己被抛弃了，我要独自面对未知的恐惧，面对孤独。

兰馨老师：三年前，你已经被抛弃了，但是，你不能接受这个事实。

乐婷：是的，我到现在还是不能接受。我之前离过一次婚，这么多年过去了，我几乎把我的前夫忘得一干二净，好像没这个人一样，他也是出轨，是我提出的离婚。当然，我本来也不爱他，当时自己年轻，就想找个条件好一点的人让自己的生活过得舒服一点。但是，第二段婚姻里，我是真的爱过，他也爱过呀!

二十分钟的情绪宣泄

说到这里，乐婷的鼻翼一张一合，她抽泣起来，泪水奔涌而出。

兰馨老师：你明明知道这段关系已无存在的意义，却宁愿在婚姻里委屈自己，也不愿独自去面对未知的恐惧和一个人的孤独。一方面，你不愿意否认曾经的情感；另一方面，你不愿意承认自己是个失败者。因为，这段婚姻是你到目前为止最骄傲的事情。

乐婷从纸巾盒里一连抓出四五张纸巾，捂住脸大哭起来，情绪完全失控，她猫着腰，两个手肘撑在自己的双膝上，哭声似乎要穿透整个墙壁。在伸手抓纸巾时，手指碰到了桌上的玻璃杯。“啪”！杯子掉在地板上，摔成碎片。乐婷惊了一下，立刻抬起头来，泪眼婆娑，一边道歉，·边擦眼泪。

“咚！咚！咚！”

我的助理过来敲门，拧开门锁，她要确认我和来访者是否安然无恙。看到地上的碎玻璃片，助理的眼睛瞪得老大，看看乐婷，我向她点点头，笑了笑，挥手示意她离开。

乐婷坐在我对面一直哭着，她的情绪难以控制。我试着叫她的名字，她应了一声，又继续啜泣。看来，这次咨询是没法继续了，我给她递了几张纸巾，坐到她身边，陪着她。

时钟“滴答滴答”地走着，咨询时间还剩五分钟了。

乐婷揉揉红肿的双眼，连连道歉。这次，她的眼神里多了几分真实。她似乎并不为刚才的失态感到不自在，反而轻松了很多。

乐婷：谢谢你，兰馨老师，我一边哭，一边在想你刚才的话。我心里通透了不少，只是这次咨询时间到了，我预约明天的咨询，可以吗？

如果来访者在咨询室里感到安全、被信任、放松，她就不会因情绪宣泄而感到愧疚、自责；相反，她会很清楚地知道，情绪的释放对自我觉察和身心疗愈是有极大好处的。在刚才长达二十分钟的情绪释放过程中，积压在乐婷心中的坚冰一点点消融，她的心底变得柔软起来，坚硬的外壳也渐渐松动。

乐婷告诉我，可能有二十多年了吧，她都没这样哭过。

为了穿一条白裙子

夏天的午后。

知了在树上烦躁地鸣叫,树荫下,闷热的地气搅动出一阵阵潮湿的青草味,还混杂了一股奇特的甜腥味。

父母和几个妹妹在里屋午睡,乐婷正在用院子里的手压水泵打水。她踮起脚,屁股撅得老高,双手紧紧握住水泵把手,使出全身的力气往下压。

第一下,手滑了,铁把手一下弹得老高。乐婷连忙偏过头去,身子一个踉跄,把手险些击中鼻子。她从地上爬起来,一肚子的不服气,准备把整个身子吊在把手上,与它争个输赢。

就在这时,一双手出现了。

多年以后,乐婷回忆起这个场景,总能读出她人生的隐喻:那手压水泵就是她的命运,她一直在与命运抗争,她不服输,正因为有这不服输的个性,她才每每被“一双手”摆布。

这双粗大而白皙的手,扶起了乐婷,又帮她压了满满的一桶水,水都溢出水桶了。

“够了,够了!”

说完,乐婷才抬眼看这双手的主人——这是个十七八岁的男生,浓眉,深眼窝,宽宽的肩膀,身材粗壮,嘴角有细细的绒毛,鼻翼上长了一颗黑痣。乐婷似乎见过这个人,准确地说,应该是见过这颗黑痣,在哪里见到的呢?

乐婷还没开口问,黑痣闪动起来,磁性的声音从黑痣下方的嘴里传出来。

“婷婷，几年不见，你长漂亮啦……怎么，不认识我啦，我是陈表哥呀！”

陈表哥！哦，好像听妈妈说过有一个远房表哥，住在另一个镇上，小时候似乎见过一次，那时候他没这么高，也没这么壮。

陈表哥带了只编织袋，他蹲下，从里面掏出一捆旧衣服，说是家里姐姐上大学了，旧衣服、旧裙子不再穿了，拿来给乐婷和妹妹们试试。乐婷一眼相中一条白色棉布连衣裙：胸前绣了一朵牡丹，腰部配了一条蝴蝶结腰带，很是漂亮。

“你去里屋试试！”

陈表哥说。

“不行，爸爸妈妈和妹妹们都在睡觉！”

“那你到后院试试！”

“后院里有邻居外人呢，我不好意思。”

“没事，我帮你挡着！”

乐婷想也没想就答应了，她太喜欢这条裙子了，也喜欢这个送裙子的人。

乐婷蹦蹦跳跳地带着陈表哥来到后院。午后，地上铺了一层油亮油亮的阳光，火辣辣的，刺眼睛。乐婷穿了一身妈妈裁剪的旧衣服，短袖短裤露着毛边，活像个伙夫。

她蹲到柴火堆后面，匆忙地脱下上衣。这时，她觉得背后也有火辣辣的感觉，一回头，竟嗅到陈表哥的鼻息……

后面的事情，乐婷记不太清楚，只记得陈表哥说，要先和她玩一个游戏，游戏做完后才能穿白裙子。陈表哥的身体很重，压得她喘不过气来。“游戏”过程中，她觉得很疼，疼得叫起来。

“再叫的话，我就不和你玩了，你别想穿那条裙子了！”

乐婷闭上嘴，心里只想着那条她见过的最美的白裙子。

第四次咨询

这天上午，我刚整理完前一天咨询的个案记录，看看挂钟，差五分十点。乐婷预约了今天上午十点的咨询。

愤怒和悲伤

如果说，在第二次咨询中，乐婷释放了一种被称之为“愤怒”的情绪，那么，在第三次咨询中，她完成了另一个重要的仪式，那就是正视自己的“悲伤”。

“愤怒”，是所有负性情绪中，最有力量的一种情绪。当我们愤怒时，我们认为自己是受害者，我们要去和一切不公正抗争，我们要去改变一些东西，我们不甘于这样苟且下去。但是，“愤怒”仅仅在提示：目前的状况不对，需要改变。从何入手？如何改变？如果你一味沉浸在“愤怒”里，“受害者”观念会日益膨胀，你会越来越笃信：要改变的是他人，是环境，自己是无辜的。

心理咨询的起点是让来访者承认目前的状况需要改变。从哪里入手？从自己入手。所以，适度的“愤怒”能宣泄我们被环境紧逼的“压抑”感，却对“自我改变”这个议题没有帮助，相反，还会带给我们“无助”的感觉。

“悲伤”的背后是“失去”，失去了一些重要的、永远不可挽回的东西，所以悲伤过度和持久的“悲伤”会变成“抑郁”，适度的“悲伤”却让我们正视“失去”，而非假装“相安无事”：既然“失去”已是既成事实，何不放手？逝者不可追，来者尤可鉴！

门铃响了，我期待，这次能见到一个崭新的乐婷。

乐婷今天的打扮很朴素，上身穿一件浅黄色的长袖圆领T恤，下身着一条深蓝色牛仔裤，长长的马尾傲娇地束在脑后。她今天没有化妆，昨天哭过的眼睛还有些红肿，显得有些憔悴，脸色也比平日暗淡了些许。但是，这是最真实的乐婷，也是我期待见到的乐婷。

探访第一次“恐惧”

乐婷淡淡一笑，不像以前那么客气，她接过助理递上的杯子，自己倒了杯白开水，像个老熟人一样，点点头。

那种让人不舒服的、从里到外透着“优越感”的“做作”从她身上褪去，她就是一位普通的来访者，一位混在人群里会认不出来的四十岁女性，一位骨子里有冲劲、不甘于被命运捉弄的平凡的小人物。

乐婷坐定，没等我提问，她主动接起昨天的话题，开始叙述。

> 乐婷：兰馨老师，我昨天想了一夜，我到底恐惧什么？我从小到大都生活在恐惧当中，这些年，接触了心理学，我也在做自我分析。我到底恐惧什么？我发现，有些事情我必须要去面对，也许，只有我讲出一些事情，我才知道自己真正恐惧什么。
>
> 兰馨老师：我很高兴你会这样想，经过几次咨询，我能看到你的勇敢和坚韧，也很感谢你向我讲述了你过去的很多伤痛，谢谢你对我的信任。现在，你决定要正视自己的恐惧，我想，对于你来说，一定是一件很不容易的事情，所以，我会非常认真地听你讲述。

昨天，我们一谈到离婚的恐惧，乐婷就情绪崩溃，离婚对于她来说，一定不止是失掉“面子”和“优越感”。

> 兰馨老师：好的，现在你可以选择一个放松的、舒服的姿势，躺在沙发靠垫上，闭上双眼，沿着你的记忆脉络讲述。先说说你记忆中第一次和恐惧相关的事情。

乐婷开始叙述。

那时她大概七岁，刚上小学一年级，家里有三个妹妹，五妹妹和六妹妹还没出世。乐婷一人跟着外婆外公住，为了上学方便，妹妹们则住在自己家。外公在城里开了个小杂货铺，他性格内向，老好人一个，每天就在店里忙活，很少说话。乐婷和外婆最亲，外婆常在睡觉前给她讲很多鬼怪故事，乐婷爱听，又怕听。晚上挨着外婆睡，把头蒙在被子里，又惊又怕，听得额头上直冒汗，直听得迷迷糊糊睡去。

一天清早，上学前，外婆说，要和外公去进货，回来会给她带糖果。

挨到下午放学了，乐婷兴冲冲回到家，推开老木门，叫了几声外婆，没人应，再叫外公，也没人应。

眼看夜色将至，邻里的烟囱炊烟袅袅，乐婷却只能一人坐在门槛上等，肚里空空，心里慌慌，院子里越来越黑。乐婷总觉得老屋里有东西，不敢进去，又不敢挪开脚步走出院子，她被一种让人后背发紧的感觉紧紧束缚住，心窝也好像被一团冰冷的东西死死夹住，只能提起嗓子呼吸。

时至今日，乐婷回忆起这种感觉，就是恐惧，不仅是恐惧，还有被背叛、被抛弃的愤怒。

时间一分一秒过去，院子前面传来了脚步声，乐婷大叫：外婆！

一看，竟是爸爸，看到爸爸，她很不舒服，她怕爸爸，从小就和他不亲，爸爸打过她，她又恨爸爸。

“坐在那里干啥！快走！”

“到哪里去？”

“回家！”

回到家里，见家里来了不少亲戚，正交头接耳地商量什么事情。原来，外公外婆今天在城里被一辆大货车撞了，警察打电话到镇政府，爸爸妈妈和亲戚们急匆匆赶到，见到的只是两具面目全非的尸体。

木然的乐婷听着大人们在议论，整个身体越来越硬，越来越僵，一股冰冷的感觉从脚底一直上窜到小腹，她只觉得心在乱跳，整个身体都要控制不住了。那种感觉，是恐惧，非常强烈的恐惧。

最后一次见到外公外婆，是两具棺材。乐婷跪在地上，一滴眼泪都没流，她只是恐惧，强烈的恐惧。

乐婷睁开眼。

乐婷：我感觉我被整个世界抛弃了，被背叛，我要一个人面对孤独。外婆是这个世上和我最亲的人，外公是世上脾气最好的人，我非常害怕，害怕回到爸妈那里，那里冷得像个冰窟。

说话时，乐婷像被冻住了一样，双手抱住肩膀，嘴唇哆嗦起来。

眼动治疗

兰馨老师：这是你第一次体会到恐惧，其实加起来有三件事。第一件事，一个人放学回来，发现外公外婆不在家；第二件事，晚上从亲戚那里得知外公外婆双双离世；第三件事，参加外公外婆的葬礼。你对哪一件事的恐惧感最强？如果零分是一点恐惧感都没有，十分的恐惧感最强，每件事的评分是多少分？

乐婷：第一件事，七分，第二件事，九分，第三件事，十分。这件事发生到现在已经有三十多年了，我至今都常常觉得胃部发冷，整个腰腹部坠胀得难受，呼吸急促，感觉和七岁时一模一样。

乐婷所叙述的情况，正是焦虑症的生理状况，如此重要的信息，直到第四次咨询，她才向我透露。

兰馨老师：十分是你所经历的最恐惧的事了。记忆中，还有十分的事件吗？

乐婷：有。大概是八岁时，邻居的一个阿姨和她婆婆大吵一架后，喝农药自杀了。他们家和我们家就一墙之隔，她死了后，她娘家来了好多人，把屋门团团围住，在外面叫骂，把死人抬到屋门口摆着。晚上，我带着三妹妹睡一张床，一晚上都没睡着，一直感觉窗口有动静，总感觉有一张死人的脸贴在窗口。太恐怖了，我一晚上身子都是紧绷的，不敢睡觉，一闭眼就像是跨进了冰窖一般。我感觉被整个世界抛弃了，我非常孤独，要独自去面对这么多的恐惧。

乐婷说话时，眼睛微闭，细细喘气，她在努力控制情绪。

“离婚”这件事唤起了她孩童时的恐惧，她几次形容，这种恐惧感像跌入一个可怕的冰窖，像进入一个黑洞，无助，无力，无望。

在家里，她是老大，母亲忙碌而冷漠，父亲懦弱又暴力。从她记事能跑能跳时，她就要为母亲分担家务，还要时刻观察父亲的情绪。妹妹们相继出生，她又要担任强大的保护者角色。妹妹们可以向父母撒娇，而她，一次都没有过。即使经历过十分的恐惧，她也没掉过一滴眼泪。

上次咨询的情绪宣泄，是为了她失败的婚姻，更是为她内心那个被情绪忽视的内在小孩。

我需要做的事情是先处理乐婷的恐惧情绪，再从她的恐惧情绪入手，引导她思考恐惧对她的意义。我决定对她采用眼动疗法。

眼动疗法是一种新型的行为治疗。原理是，眼动神经和中枢神经有密切关系，很多创伤后出现应激障碍的病人会在大脑里锁定很多创伤画面，画面不断闪回，情绪也就不断出现。眼动可以引起中枢神经活化，让那些被锁定的画面慢慢消失。

我让乐婷在十分的恐惧事件里找出两个最让她恐惧的画面，对这些画面一一进行眼动治疗。一个疗程只有五分钟，两个疗程下来，我让乐婷静坐一分钟，体会内心的感受，体会再次回想这些事件的情绪。

眼动疗法的优势是，处理负性情绪立竿见影。仅仅十分钟，乐婷惊奇地发现，三十多年来，她每每一想到就毛骨悚然的两个画面——棺材和窗外的人脸，在眼动治疗后模糊了很多，即使努力去想，也拼凑不起完整的画面了。随着画面的模糊，她所体验到的恐惧情绪也减弱了不少。治疗后，我让她重新评估对这些事件的恐惧情绪。

乐婷：真的很神奇，刚才是十分，现在感觉只有六分了，也许还没有六分吧，总之，那种冰冷的感觉弱化了很多。

兰馨老师：你做得非常好，现在，六分属于理性可控范围，也就是说，如果我们继续运用眼动治疗，我相信，这个分数还可以降。这六分的恐惧情绪是有意义的。当你准备和丈夫离婚，进入民政办事大厅，也有类似的恐惧，那时的恐惧，有多少分？

乐婷：当时有八分。但是，现在回想起来，可能也只有六分了。

被全世界“抛弃”

兰馨老师：很好，那么，我想知道，准备离婚时，你有八分的恐惧，当时，你想到了什么？

乐婷：我感到被抛弃，被全世界抛弃，我要独自一人面对孤独，就像独自一人坐在门槛上，等我外婆，独自一人跪在棺材前，守着外婆冰冷的尸体一样。

说到这里，乐婷的眼里闪过一丝光，她洞察到了什么。

乐婷：我害怕孤独，最恐惧的是孤独，我宁愿在这段婚姻里受委屈，也不愿意忍受那可怕的孤独压力。

兰馨老师：很高兴你有这样的领悟，假如你不再害怕孤独，你的生活会发生怎样的改变？

乐婷：我会和他离婚，开始自己新的人生。但是，我不想再被男人玩弄了又抛弃。如果他和我离婚，就证明他对我的情意都是假的吗？但是，他给过我爱，我也爱过他，我很缺爱，哪怕别人给我一点点爱，我就可以为他付出一切……

乐婷的情绪又有些激动，直觉告诉我，乐婷在两性关系里还经历过一些不平常的事情。她有两段婚姻，两段婚姻里，丈夫都出轨。不同的是，第一段婚姻，乐婷主动提出离婚，不是那个被别人“抛弃”的人。

第二段婚姻，她付出了真心，也感受过文斯的爱，但是，她现在又即将成为被全世界“抛弃”的人。

如果说，作为长女，儿时在家里被情感忽视，让她觉得自己一个人在默默地承受孤独压力，那么，她也同样惧怕离婚后的孤独。

然而，被抛弃的恐惧从何而来？难道仅仅是坐在门槛上等待外婆的那个夜晚吗？这是乐婷能回忆的第一件与恐惧相关的事情，是这件事情触发了她的“被抛弃感”，还是后面又发生了其他与两性相关的事情强化了她的“被抛弃感”，以致回忆早年时光时脑海里闪回的都是与之相关的负性画面？在这样的闪回里，她一次次强化自己是一个容易被他人“抛弃”的人，所以，抓住垂死的婚姻不放、自我提升、追求成就和荣誉，都是因为她害怕被别人“抛弃”。

我一边听乐婷讲述，一边陷入沉思。

> 兰馨老师：乐婷，在你的早年生活中，有没有发生过这样的事情，一个你很信任的人给了你爱，但是却背叛了你、伤害了你，最终抛弃了你。

上一分钟，乐婷还坦然地看我，当我提出这个问题，她避过我的眼神，极不自然地端起杯子，轻轻地啜了一口，又急急放下。

> 乐婷：有的。但是我犹豫了好多次，我不太敢讲这件事。因为，太羞耻，太羞耻了。

我屏住呼吸，我的面前，似乎耸立了两扇铁门，只需喊一声“芝麻开门”，便可以看见里面各种各样的宝藏。

如果能够正视苦难，苦难会成为你成长的宝藏。

性侵

乐婷开始讲述，她在九岁时被一个远房表哥性侵。

她脸颊通红，讲述时满脸羞愧。

为了穿一条旧裙子，乐婷被一个远房表哥连哄带骗地性侵了。当时，她并不知道这叫“性侵”，只是觉得自己做了一件极其不光彩的事情，暗暗咒骂自己不要脸——表哥脱了裤子，也脱掉她的裤子。她隐隐觉得这件事如果被大人知道，一定会把她打得半死，因为——她竟然为了一条旧裙子脱掉裤子，让表哥压在自己身上。

一连几天，乐婷小便时都觉得很疼，她不敢用力，咬紧牙关熬过去，心里只想那条白裙子，那条她在电视上见过的白裙子，一个女孩，一身白裙，正在弹钢琴。

她暗暗发誓，长大之后，一定要挣很多钱，给自己买世界上最漂亮的裙子。不到一周，二妹妹也喜欢上了这条裙子，乐婷死活不给，第一次向二妹妹发了大脾气。没人知道，为了得到这条裙子，乐婷付出了多大的代价。这时，父亲的一记耳光打醒了她。对，谁叫她是老大，老大就不能和妹妹们抢东西，哪怕是自己最心爱的东西。

乐婷：我不属于这个家，我和他们都不一样，没有人在乎我内心的感受。为了换来一条裙子，我让自己被性侵了！

说着，乐婷的脸更红了，她垂下头，双手焦躁地在膝盖上搓着。

兰馨老师：乐婷，听你讲了这些，我真的很为你难过。我想知道，你到什么时候才知道自己是被性侵了？

乐婷：到了我十四五岁时，上了生理卫生课，才知道……但是，更多的是听班里的男生讲黄色笑话，说到“强奸”，我才知道，我被那个了……

兰馨老师：当你知道自己被性侵时，你是怎么想的呢？

乐婷的头垂得更低了，沉默了好一会儿。

乐婷：我恶心自己，觉得自己很脏。这种觉得自己很脏的感觉一直影响我到现在，即使我在工作上取得成绩，即使我被很多人羡慕，我都有自己不配的感觉，好像，一切都是假的，都是不真实的。但是，我对那个表哥却恨不起来，他是理解我的，他知道我喜欢那条白裙子，成年后，我还幻想过他是不是喜欢我。唉，怎么可能？越是恨他不起来，越让我恶心自己。

乐婷痛苦地闭上眼睛，让自己平息片刻。我终于理解乐婷“羞愧”背后的原因，她认为自己应该去恨那个性侵者，应该告诉大人自己被伤害了，应该报警让性侵者受到惩罚。然而，她不仅不恨性侵者，反而对他有感情期待。也许，那位陈表哥用最原始的方式表达了对乐婷的情感关注，而乐婷，太需要被关注，她太缺爱，太渴望情感。乐婷不理解自己的深层需要，不理解自己为何“不恨”，她用道德的声音来斥责自己，她向内攻击自己，瞧不起自己，恶心自己。

保护虚弱的自尊

一个瞧不起自己的人，内心一定极度自卑。自卑是他最高的机密，保护机密是他的天条，他唯恐他人看出这种见不得光的自卑。于是，他会用服饰、装扮、努力工作、上进、知识等武器来提升自己，制造一种高人一等的“优越感”，目的只是胜出他人，让他人羡慕。但是，越是往外求，内心的自尊越虚弱，远离了自己内心的深层需要，他变成一个自己都不认识的人，一个即使拥有了成就、幸福，也感到不配得到、不真实的人。

兰馨老师：然后呢？

乐婷：我还觉得男人可以给我想要的东西，我可以利用他们，可以让他们来满足我的很多物质需求。当我知道我被性侵了，我也没有告诉任何人，我会让这件事烂在肚子里，就像我也会让我的第一段婚姻烂在肚子里一样。唉，其实第一段婚姻，就是一个相互利用的过程，我一点也没爱过那人。

乐婷的脸涨得通红，只有羞愧。

兰馨老师：你害怕受伤，所以你封闭自己的感情，只想从他人那里获得感情。你又觉得自己可以利用男人，但是，你却瞧不起这样的自己，你有一种深深的羞耻感。

乐婷：是的，我瞧不起这样的自己。

兰馨老师：多年过去了，你一直说服自己，为了一条裙子，我利用了陈表哥，利用他满足我的需要，所以，我不是受害者，你用这样的自我对话来保护自己。你也说服自己，为了一套房子，我利用了前夫，利用他满足我的需要，所以，我不是婚姻的失败者，你用这样的自我对话来保护自己，保护的都是你虚弱的自尊。乐婷，你需要的是什么，你知道吗？

当一个人说，我利用别人来满足我的需要，各取所需，那么这就表明他不尊重别人，他也不尊重自己，他把自己和别人都当作工具。

乐婷：我需要被爱，但是没人给我爱，除了文斯。结婚后，他真的爱过我，我也爱过他，他是我唯一爱过的人，唯一！就冲着过去这一点点爱，不管他怎么对我，我都不愿意离婚。

兰馨老师：乐婷，爱对你意味着什么？

乐婷：生命，一切！

兰馨老师：你的生命是谁给的？

这个问题问出来，乐婷颇有些震惊，她以为我会继续处理她对离婚的恐惧，我却转移了话题。

离婚，对于她来说，不仅是重演童年“被抛弃的恐惧”，更是失去一个唯一爱过她的人。八年来，乐婷在这段婚姻里找到爱，找到归宿，找到自信，她的事业有了起色，她的能力越来越被外人认可。乐婷认为，这一切都源于她终于有“爱”了。不可否认，乐婷口口声声说恨文斯，内心却期待文斯重新爱她。她的自我提升都是为了吸引文斯的注意，她希望重新获得一个背叛过她的男人的爱。为了这种爱，她宁愿长期忍受这种畸形关系。在爱的面前，人可以卑微到何种地步？

咨询师要做的事情，是要让乐婷知道，她一直生活在爱中，只是她自己不知道，要让她与生命的源头建立起情感联结，这样，她才会建立起自尊，学会尊重自己，爱自己。

接纳父亲

乐婷：我的生命是父母给的，但是，我恨我父母，尤其恨我的父亲。

兰馨老师：什么时候开始意识到自己恨父亲？

乐婷：十四五岁吧，当我知道我小时候被性侵时，我第一个恨的人就是我的父亲，一见到他，我就觉得抬不起头，我觉得他很恶心，当然，我自己也很恶心。

兰馨老师：所以，我猜想，现实中的父亲并没有那么坏，只是，你被性侵后，你发现你恨不起陈表哥，你就转而恨自己，恨身边的人。回忆中，你只能记住父亲对不起你的地方。

乐婷：唉，怎么说呢？你说的也对，他确实有很多不好的地方，没出息，酗酒，打人。他生病去世已经很多年了，现在，我偶尔还是会怀念他。

说到这里，乐婷的眼圈微红，她在努力克制自己的情绪。

在咨询中，遇到和亲人关系疏离的来访者，咨询师要做的事情是，唤起来访者和亲人之间的情感联结。

亲情融入我们的血脉，再恶劣的父母也不可能没给过孩子哪怕百分之一的亲情。只是，由于各种各样的事件与不愉快的记忆交织，来访者拒绝承认自己曾经感受过亲情。

在咨询中，乐婷一直强调自己被全世界抛弃，而她所谓的全世界，就是孩子口中的“全家”，原生家庭是孩子的整个世界。多年来，“性侵”带来的羞耻感让她瞧不起自己，进而瞧不起生她养她的家人，拒绝承认并接受家人给过的所有亲情。

很多时候，来访者说的故事都带有强烈的情绪。他们会夸大事实，会极力渲染自己的痛苦，会丑化身边最亲的人，而这样的讲述，就是在告诉咨询师：我改变不了，因为都是别人的错。说白了，这也是咨询中的“阻抗”。

当乐婷说到“我偶尔还是会怀念他”时，我抓住这个机会，让乐婷去回忆和父母之间，尤其是和父亲的亲情。

父亲是女儿生命中的第一个异性，和父亲的关系决定着女儿成年后的两性关系质量。享受过完整父爱的女儿会有较高的自尊和安全感，反之，女儿在自尊和安全感方面都会出现明显的缺失，进而不认同、不接纳自己。“未被满足的父爱”成为女儿一生的心结，她会拼尽全力在两性关系里抓住爱，不管这种爱有多缥缈，哪怕让自己低到尘埃里。

兰馨老师：你一直说你和父亲母亲都没有感情，被他们抛弃了，那为什么偶尔会怀念父亲呢？

乐婷：可能在很小的时候，他还是偶尔对我好过吧。

兰馨老师：你允许自己接受父亲的爱吗？

乐婷：但是，现在已经晚了，我爸已经去世多年。

兰馨老师：没关系，父母的亲情是父母留给孩子的礼物，美好的记忆不会随着死亡而消失，你试着回忆一下。

我看了一下时钟，咨询还剩十五分钟，我决定指导乐婷做意象对话的练习。

我邀请她先做一个女儿和父亲情感联结的练习。我让乐婷回忆一个场景，这个场景是女儿和父亲最亲密的场景。

乐婷回忆到，在四岁之前，父亲还经常抱她。有一次，父亲把她抱到井口，假装要把她扔下去，她吓得哇哇大哭，父亲和母亲哈哈大笑起来，这时，父亲把她紧紧搂在怀里。

讲述这个场景时，乐婷几次哽咽。我让乐婷在想象中保持这个场景，和场景里的父亲说话，告诉父亲，自己是他的女儿，告诉童年的自己，那个男人是她的父亲，让自己和父亲一遍遍确认关系。承认这个男人是自己的父亲，虽然他有很多的不完美，但是他仍然是自己的父亲。我让乐婷在意象对话里，承认自己曾经瞧不起父亲，因为瞧不起父亲，所以瞧不起自己，因为瞧不起自己，所以更瞧不起父亲。

我让乐婷去接纳父亲的不完美，也去接纳自己的不完美。

我让乐婷去接受这个场景里父亲给她的爱，也去接受这个场景里自己对父亲的怀念。

反思

乐婷在这个场景里停留了很久，直到咨询时间过了五分钟，她还不愿意睁开眼睛。这个场景是如此的新奇又温暖，她说，有一股暖意，从脚底升起。

睁开眼睛后，乐婷泪流满面。

> 乐婷：这是我很早就想对父亲说的话，可惜，太晚了。谢谢你，我想，我最对不起的人是我自己，我想好好爱自己，接纳父亲，接纳我的家人，也接纳自己的不完美。
>
> 兰馨老师：走出咨询室，你想做的第一件事是什么？
>
> 乐婷：我想找个无人的地方大哭一场，然后，平静地和文斯离婚。你说得很对，我拒绝父母的亲情，也拒绝爱我自己，只想去抓取一份再也追不回的爱，我真傻！

咨询结束后，我在咨询室里坐了良久。

不得不说，命运真的不公平，乐婷美丽聪慧的外表背后有太多的辛酸。可喜的是，她内在的生命力十分顽强，领悟能力也很强，她一直坚韧不拔地行走在自我成长的路上，一旦方向对了，她生命的河流会变得顺畅无比。

今天的乐婷，已完全脱下那件名叫“优越感”的华丽外袍，她是真实的。因为真实，而格外让人敬重。

相亲

夏日的傍晚，日头斜了，空气里仍氤氲着骄阳的气味。

街角的某个咖啡馆，乐婷在这里等待她的相亲对象。她将个人信息注册到婚恋网站上，一连几天，信箱都是满的，她挑选了三个工作、长相都还不错的男士，回复了邮件。

今晚，她将见她的第三位相亲对象。

上周，乐婷和文斯办理了离婚手续，没有一点恐惧，只是疲累。

当晚，她失眠了，闭上眼睛，感受那无边的黑暗、那无边的孤独，自己在黑暗里一点点沉沦。

婚恋网站上，乐婷收到一封又一封的求爱信。她发现，世界又为她开了一扇窗，她不能单身，不能没有恋爱，不能没有婚姻，恋爱意味着有人爱，婚姻意味着社会关系，而单身呢，则代表着孤独终老，被嫌弃，被遗忘。

每每想到这儿，乐婷感到每个毛孔都在发颤，那双会弹钢琴的手也不由自主地发抖。即使上班期间，办公室里人来人往，乐婷也会把婚恋网站的窗口最小化到任务栏，随时点击查看邮件。

乐婷看看表，七点半了，跟这位相亲对象约的是七点，对方竟晚了半个小时，她平生最讨厌男人不守时。“在国企工作的是不是都这副德性？！”乐婷在心里轻声骂了一句，面前的蓝山咖啡已经喝干了，乐婷几次站起来想走，想想“国企中干”这个在相亲市场比较吃香的标签，乐婷耐住性子等。前两个相亲对象，一个是大公司的普通职员，离异有孩，一个是私营业主，开了家水产店，大龄未婚，乐婷觉得第二位长相谈吐还不错，就是对他的职业不满意。今晚相亲的这位，国企中干，离异无孩，身高一米八，爱好运动，年收入三十万元，怎么说都是个优质“王老五”。

正想得出神，一只男士皮包放到了对面的空座椅上。

“乐婷小姐吗？”

第五次咨询

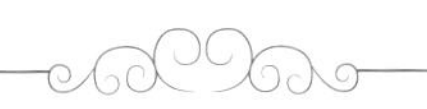

一周后，乐婷提前三天预约了第五次咨询。电话里，她平静地说，自己已经和文斯办理了离婚手续。那天，两人情绪都很平和，领了离婚证出来，还一同吃了顿便饭。

“很神奇，上次咨询后，我的恐惧感消失了，这一周，我过得很好，我都没想到，这次离婚会离得那么友好而平和！”

电话那头，乐婷的语速很快。她很兴奋，我能感觉出，她想用更贴切的形容词来描述自己的感觉，想了一下，还是说出“我过得很好”这句话，“好”这个字平淡无奇，却足以表达一切。

“恭喜你，乐婷，你迈过了自己内心的坎，从此以后，你会更爱自己。”

“下次咨询，我希望处理我的孤独感。”

乐婷已经很清楚自己的方向，她越来越深地触及自己的深层需要，自我觉察能力提高了很多。她的变化是惊人的。

上午十点，乐婷如约而至。

初秋，她穿了一条嫩绿色的长袖连衣裙，化了淡妆，头发整齐地盘在脑后，知性而端庄，打扮比先前成熟不少，更符合她的年龄和气质。

疗愈的力量

乐婷一坐下，就主动叙述自己这一周的领悟。

乐婷：以前，我常常觉得自己很弱小，我特别渴望他人的认同，好像只有他人认同了我，给了我很高的评价，我才会多爱自己一点。实际上，无论别人怎么称赞我，我心里是瞧不起自己的。

兰馨老师：对，这也是我们在以前咨询中重点讨论的问题。你有什么新的领悟呢？

乐婷：这一周，我回忆起很多事情。比如，前几个月，单位的大领导换了，有一个人和新领导有点关系，就想把我从主管位置上拉下来。他表面上对我很友好，背后却打我的小报告，说我财务上有问题，说我前些年写过检查扣过奖金。我知道这些事后竟然一点都没恨他，只是觉得他很可怜，只有最没出息的人，才会在背后使坏。我主动找到他，请他吃了一顿饭，把这些事说开了，告诉他，如果他在工作上需要我帮助，我一定会帮助他，如果他对我有意见，也请他当面对我提。过了一周，那人辞职去了另外一家公司。前两天，他给我打电话，说他在那家公司被提拔成主管了，他打心里感谢我，他说我很善良，有风度，愿意和我做朋友。

兰馨老师：这件事情，让你看到自身的力量。当你真诚对待他人时，你是很有力量的，你能帮助他人，温暖他人。在这个过程中，你找到了价值感。

乐婷：对，这件事让我开心了好几天，生命可以很美好，我也是可爱的，只是，我以前一直拒绝爱自己。

乐婷坐直了一些，她两眼发光，脸上流光溢彩，一口一个惊叹。她惊叹，经历了那么多事情，自己内心竟然还有爱；这种爱，有着疗愈的力量；这种爱，本性自足，一直藏在她内心深处。爱从来没有远离她，此时此刻，她就是爱！

关于孤独

静默了一小会儿，乐婷的脸上泛起一丝羞赧的表情。

> 乐婷：上次咨询结束后，我本来以为自己可以不需要咨询了，但是，最近，遇到一些新的问题。

乐婷说，离婚后，她的状态不错，就是觉得有些孤独。离婚第二天，她将个人征婚信息登记在了婚恋网站上。不曾想她很快就收到了好几封求爱信。短短三天，她就见了三个相亲对象。前两个不太合适，第三个是个国企中干，外形和各方面条件都很不错，对方对她的感觉也很好，可以说是一见钟情。一个新问题摆在面前，如果立刻与对方进入恋爱关系，会不会太仓促，自己才离婚几天，会有为避免孤独而病急乱投医之嫌；但是，如果拖着对方，时间久了，对方会另有钟情的人吗?

我很高兴乐婷有这样的自我觉察，结束上一段感情，结束的不仅是和一个人的关系，更是告别一段生活，和过去的自己告别。告别有得有失，一定要想清楚，自己在这段感情里犯过哪些错？跌了哪些跟头？有哪些收获？抽屉乱了要整理，房间脏了要清理，趁这个空档期，自己的内心也需要梳理。

> 兰馨老师：那么，目前，你最困惑的是什么呢?
>
> 乐婷：我该如何处理我的孤独。

我在想，乐婷说的孤独有两层意思。第一层意思，是独居，按照时间来算，她真正的独居也只有一周时间。第二层意思，是寂寞孤独的内心感觉。

> 兰馨老师：你说的孤独，是什么意思呢?
>
> 乐婷：孤独就是，没有伴侣，没有婚姻，单身状态，还有内心的孤独感。

何谓孤独感？孤独感和我们生活状态无关。在婚姻里，在拥挤的上下班人潮中，在人群嘈杂的街口，在亲朋好友的聚会中，你仍然会有孤独感，因为你没有和他人建立心理意义的联结；相反，有时候，你即使独处，专注在自己热爱的事情中，你反而被吸了进去，你与你做的事情连成一体，你的孤独感消失了，你觉得快乐而充实。

解决孤独，终归是要学会与自己相处。

兰馨老师：假设一年后发生了一些事情，让你不再孤独，你认为可能会发生哪些事情？

乐婷：那么，我一定是专注于我的工作，把手头的事做得再好一些；在同事中交几个朋友。该出差就出差，该应酬就应酬，再培养几项自己的兴趣爱好吧，比如，我最近想学插花，又想学古筝。

兰馨老师：也就是说，你的孤独与是否有男友无关，只与自己有关。

乐婷：好像是的。

乐婷笑了起来，露出两个深深的酒窝，这是发自内心的笑，没有做作，没有讨好，她的笑，带着一种自在。

你一直都很美

我让乐婷闭上眼，想象孤独的形状、气味、颜色，引导她深呼吸，全身放松，用内在感官去感受孤独。

乐婷：孤独像一块冰冷的磁铁，有吸附作用，铁锈味，黑黑的，圆圆的，它在吸附我内心的力量。它已出现，我就没法安静下来做事情，它吸走了我内心的平静。

我用意象疗法让乐婷去观想这块像“磁铁”的东西，它是孤独的形象化，有形状，有气味，有颜色，有温度。在治疗过程中，乐婷感到“磁铁”的冰冷依次袭击她的胃、胸、背，她害怕与“磁铁”相处。一见到“磁铁”，就感到自己很无助，像个无依无靠的孩子，想抓住些什么东西，却什么也抓不住。

治疗中，我让乐婷在想象中用手捧起一团火，去烘烤“磁铁”，直到它升温、融化。

乐婷：火在哪里？

兰馨老师：火在你的内心，你内心有源源不断的火。

乐婷：我努力去做。

二十分钟后，“磁铁”变幻了形状，变成一朵硕大无比的“夏日海棠”，红艳艳的，有温度，有芬芳。

兰馨老师：这时候，你想对这朵“海棠”说什么话？

乐婷：你很美，你真的很美。现在，我在你旁边，我感到很平静，我觉得愉悦。

兰馨老师：“海棠”听到你的话，它会对你说什么呢？

乐婷：我愿意陪伴你，追随你，永远不离开你。

我倒数十下，请乐婷睁开眼。

兰馨老师：你做得非常好，现在，你的身体有什么感觉？

乐婷：很神奇，身体内部在发热，那种冰凉透骨的感觉消失了，那种被吸附的感觉也消失了，我现在觉得很平静，我似乎可以去正视孤独，去直面它，它也可以很美呀！

兰馨老师：非常棒。最后，孤独的“磁铁”变成一朵美丽的“夏日海棠”，那就是你内在的真我。她很美，你和她相处，你感到愉悦而平静，她永远不会离开你，永远会追随你。

两行清泪夺眶而出，乐婷一边笑一边擦眼泪，似乎不相信内在的自己竟然如此之美。

乐婷：真的吗？那真的是我吗？我有这么美吗？我刚才真的看见一朵“海棠”，好美好美，那真的是我吗？

兰馨老师：是的，那都是你自己看到的。是你让“磁铁”升温，是你让“磁铁”消融，是你让“磁铁”消失，是你让“磁铁”变幻形体后重新出现。再次出现，它变成一朵最美的花。它就是你，你一直都很美！

尾声

乐婷的咨询是四年前的事了。两年前，她给我发来一则消息：兰馨老师，我今天剖宫产下一名女婴，小名棠棠，海棠的棠，谢谢！

之后，再无消息。

对于心理咨询师来说，无消息便是最好的消息。

亲爱的读者，当您读完乐婷的故事，您有什么感想？您会不会疑惑，五次咨询，乐婷到底患了什么病？她到底有什么心理问题？兰馨老师怎么不给出一个结论呢？

说实话，您让我去给乐婷的心理问题下一个准确的标签化定义，我也很难给出。

恐惧症？好像程度没有达到。

焦虑症？好像也不是。

抑郁？也没有。

性侵后的心理创伤？似乎也不准确。

人际关系障碍？乐婷在人际关系上确实有问题，但又没达到障碍的程度。

婚姻问题？乐婷和大多数来访者不一样，她需要解决的婚姻问题不是如何更好地经营婚姻，而是如何离婚。

自卑问题？自卑是每个人都有的心理状态，并非乐婷所独有。

我只能说，乐婷的问题是渴望“被爱与被接纳”而不得。咨询前，她有“被抛弃的”恐惧，她有害怕独处的“孤独”，她不能接纳真实的自己，她活在虚假的自我幻象里。

乐婷的个案并不复杂，只是前两次咨询中她表现出的“阻抗”让真相变得扑朔迷离。她给我留下的印象很深，以至于我在选择案例故事时，一定要把她放进去，不仅因为她“想改变又怕改变”的“阻抗”代表了很多在心理咨询室门口徘徊的朋友，更是因为她在短时间内迸发出的内在力量让咨询发生戏剧性的转折。这种力量极其强大，会让你的生命像海棠一样绽放。

所有的咨询技术都是用来激发来访者的内在疗愈力量。但前提是，你一定要真实而勇敢地面对自己，真实而勇敢地面对你的咨询师。

亲爱的读者，您一直都很美，只是您还没有发现。

兰馨印象记

——斯人如兰，斯语如馨

兰馨老师本名廖峻澜，是我的心理咨询师。

从2019年开始，我在她的工作室一共做了十次心理咨询。

在咨询日记的记录中，我清楚地看到自己正在绘制心灵重建与成长的版图，而这些重新生长的力量，都是兰馨传递给我的。

初见兰馨，是在她举办的绘画心理分析沙龙上。当时我正因一段永远不会有结果的恋情深陷抑郁症的泥淖，长达一年，如幽魂般存在于这个世界上。

由于强烈的羞耻心和成长中亲密关系的缺失，我没能感受到外界力量的支持，所以也未能向家人、师长和朋友倾诉，逐渐切断了和他人、社会的联结。当然也尝试过自救，从2019年3月起，接受了长达半年的心理咨询。然而在上一个咨询师处并没有解决问题，反而加重了我对心理咨询行业的怀疑，甚至轻视。

那次沙龙应当是我命运转变的节点。

2019年10月26日，在朋友的力荐下，我走进了兰馨的工作室，为的只是打发时间，并不抱任何期待。直到一对一的分析，我才发现，心理咨询并不是我之前所做的“话疗”，咨询师也不是跟你聊聊天，提出几个引导式的问题。相反，兰馨并没有让我说，仅从绘画分析，就看出我的抑郁倾向、家庭关系、人际状态以及我并不旺盛的生命活力。我突然觉得不需要自己去言说，就已经被看见了。她让我相信自己还有救，还可以去信赖他人。我当即决定要在她那里做心理咨询。

第一阶段我做了七次咨询。

每次到她的咨询室需要一小时左右的车程，但我基本没有像之前那样缺席和故意拖延，相反很主动，因为在咨询过程中，她的态度真诚且透明，始终鼓励我去激发自己的潜能，她运用的心理学技巧也让我信服。每次，她都会让我提前发送咨询目标给她，从成长回溯、恋父情结、亲密关系等几个重要问题逐层展开。兰馨针对我的问题，用了回溯引导、空椅子、眼动疗法、催眠、人格分解等方法，帮助我逐渐走出了不稳定的抑郁期，并彻底改掉了长达一年的催吐行为。

初次咨询后，我看到兰馨在朋友圈写下了这样一段话："如果一位来访者老是陷入如'轮回'一般的命运循环，是移情的蛊惑，是未医治的痛。人，有时候会拼尽一生的努力去得到一种儿时没得到的爱。人生不易，咨询室里没有病人，只有同路人。"看到"同路人"三个字，甚至在我现在写出这段话时，我仍会被这股神奇的力量打动，其中有被看见、被尊重、被理解和被认同的感动与感激。在我长夜漫漫的路途中，我幸运地遇到了这样一位手执明灯的心灵疗愈师。

第二阶段的我，在兰馨的帮助下，主动斩断了一段不合适的情感关系。

我还记得兰馨在我面临最惧怕的分离时，握住我的手；我痛哭时，给我强有力的拥抱。母亲、姐姐、老师和朋友，甚至理想的自己，任何一个能传递给我力量的角色，我在兰馨身上都感受到了。

在一次意象分析中，我看到自己的守护者正是兰馨，她几次救我于危难之中，也看到自己的心从一开始被挖空、流血到最后铸成了金子。她多次告诉我，治疗不止在咨询室，更多的是在实际生活中。我现在也时常用她教给我的方法，去观想有力量的意象，从而调节自己的情绪，获得自我成长的动力，开始放下过多的"我"，更多地去理解他人、悦纳不同的声音，带着强烈的意愿去重新链接他人、社会和自然。心中的困兽似乎猛然转换了天地，又复归自由与澄明。但那种自由又是明晓了自己所需要承担的责任后，希冀负责任地生活的自由。

时至今日，我越来越感到心中那个一味索求爱、求而不得就自毁的小女孩在慢慢长大，我开始像兰馨引导我的一样，将泪水化作可燃物，在生活中生活。在这个起伏不定的过程中，我的耳畔时常响起兰馨柔和而有力的声音。或是坚定，或是耐心，或是勇敢，都随着她的声音编码扎进我的内心，去冲散生命的迷雾。

感谢命运在我低谷时予我迄今为止最特殊的情谊！兰馨，正如其名，幽幽吐芳，盈盈于世，用最温柔的方式，触碰人心最柔软的地方，帮助他们去回答生命的叩问，去回应个人潜在意义的召唤。

绿色的纤维树

后记

从2012年开始，我就在构思一部心理咨询的案例小说，想把我那些年的咨询案例整理一下，用故事的方式向大众读者普及心理学常识。

创作并非易事，而我在创作这件事上又患有习惯性拖延症。

一拖就拖到2017年。

2017年是我第三个本命年。

这一年，我被中年危机所困，被死亡焦虑折磨得常常失眠。我在想，我不得不写点什么，无论写什么，只是要证明，这个世界我来过一趟，留下一点东西。对，我想用创作对抗我深深的死亡焦虑。这一年，我重新提笔写小说，其中就包括这本《城市的心灵——心理咨询师札记》。

在这本书里，我选取了六个短程咨询个案作为原始素材。为保护来访者隐私，改头换面，移花接木，虚虚实实，以小说而非心理咨询案例实录的方式向读者呈现了心理咨询室里上演的一幕幕都市剧。

选择短程个案的重要原因是他们的问题都不算严重，更能代表大众读者。这本书，我不想单单写给心理咨询师，我想写给高中生、大学生、中学生家长、职场白领、家庭主妇，让没有心理学常识的普通读者也能有所获，有所悟。

这些来访者，有的是我在培训中的学员，有的通过网络平台找到我，有的通过朋友介绍，有的看到工作室的介绍主动上门……

他们都是和你我一样的正常人：有一份稳定的工作，过着正常的生活，读大学，找工作，相亲、恋爱、结婚、生子等等。他们是平凡人，却又有一颗不甘于平凡的心——在心理学的知识越来越普及，在每个大学毕业生都能随口说几个心理学术语的今天，他们的第一反应不是极力否认自己有心理问题，而是承担起改变的责任，愿意放下自己是个“心理健康”的人的执念，愿意走进倾吐隐秘的心理咨询室，面对一个陌生人谈论他们的过往、他们从未向人提及的伤痛和隐秘、他们被伤痛折磨得千疮百孔的灵魂。走出咨询室，他们又成了一个个融入人群里找不见的平凡的人。他们追求更良好的心理健康水平、精神状态，追求更高的生活质量，希望自己能在人格完善的道路上走得更远，他们是勇敢的、值得敬佩的人。

我经常在想，如果我不是心理咨询师，当我深陷抑郁症之时，我会不会去看心理医生？

想了许多年，答案无解。

再次强调，这本小书并非心理咨询的案例实录，而是一部心理小说集。在写作方式上，我有意采用了小说创作中常见的三重视角——心理咨询师、咨询室的旁观者、上帝视角。这种叙述，能以最好的方式包容我作为心理咨询师的热心肠，作为旁观者的理性克制，以及作为俯瞰众生的“上帝”的悲悯。

书中提及的来访者，除了极少数还与我保持联系，大多数已回归正常生活的洪流。我非常感谢我的来访者，感谢他们对我的信任，感谢他们让我成长。

我也要感谢书中那个常常犯错的心理咨询师，感谢不完美的自己！

2020年3月22日

《上瘾的治疗与陪伴》

王倩倩/著

为什么很乖、很听话的孩子竟会沉溺于毒品、赌博、网络游戏或色情网站?

为什么别人没有上瘾,而自己的家人却深陷其中无法自拔?

为什么戒断后一段时间又复发,复发难道就意味着前功尽弃?

作为上瘾者的家属,应如何帮助所爱之人走出泥潭,也使自己脱离苦海?

如果你或你身边的人正饱受上瘾的折磨,这本书或许能帮你认清事实,为你指明奋斗的方向。

《一趟不知终点的旅程——心理治疗师笔记》

康林/著

人生就是一趟旅程,充满了幸福、喜悦、欢笑与感动,也有许多悲伤、委屈、愤怒和无助,却是我们每一个人的必经之路。

在这趟旅程中,你是否走得很艰难?也许困于生活泥淖寸步难行,也许面对多重角色分身乏术,也许在人生困境中进退两难,也许对不确定的未来感到茫然无措……有时,仅靠自己的力量,我们难以应对生活的困苦,无法摆脱糟糕的心境,产生种种心理问题,甚至发展为严重的心理疾病。

心理治疗师,他们有医学背景并掌握心理学知识,他们以良好的同理心、敏锐的洞察力、丰富而具有个性化的指导方法,陪伴你、引导你、协助你、支持你,在这趟不知终点的旅程上奋力前行。

《家庭会伤人——自我重生的新契机》

[美]约翰·布雷萧/著

郑玉英　赵家玉/译

你是否总认为自己"不够好",所以得不到爱和幸福?你是否为了遵从别人的意愿,而否定自己真实的感觉?为什么酗酒、虐待等不健全家庭中的孩子长大后反而容易被酒鬼、暴力狂吸引?为什么不健康的家庭模式容易代代相传?结婚就是两个"半人"找到自己的"另一半"?

溺爱孩子等于剥夺了孩子从生命的正常痛苦中学习的机会;过度控制和以"高标准"要求孩子,不过是想找回我们当年在原生家庭中没有得到的力量和尊严。幸福的家庭需要真正的爱,而真正的爱始于自爱,以及对自己的珍视。我们必须先学会重视自己,才能建立和谐的家庭关系,与家人亲密相处、共同成长。本书将揭示家庭教育中的"毒性教条"及其危害,引导我们以正确的心态对待亲密关系,帮助我们建立幸福和谐的家庭。

《遇见幸福这个人》

邵正宏/著

人人渴望幸福，但是幸福是什么?

如何才能遇见幸福?

遇见了又应如何把握，不让她从我们身边溜走?

让我们随着作者52篇精彩的文字，一起来遇见幸福这个人。

《筑爱——期待中的家》

邱慧辉/著

你对家的期待是什么?

如果一个人结婚前就知道婚后的关系如同坠入冰窖，最后以伤害或离婚收场，他/她还会走进婚姻吗?

公主与王子结婚，那是多么幸福的一对啊！进入婚姻，多数人都经历过从美丽的憧憬到现实的考验。其中，有的人梦碎了，但依然奋力飞向光明，有的人却跌入深渊。

你呢？你在哪里？你好奇为何有的人可以幸福美满，有的人却生活得支离破碎？请与我们一起来窥探究竟。

《父母离婚后——孩子走过的内心路》

朱迪斯·沃勒斯坦　茱莉亚·路易斯　珊卓·布莱克斯利/著

张美惠/译

如果知道离婚会对孩子一生的成长造成多少遗憾的话，你会离婚吗?

本书共有5个部分，每个部分都以一位离异家庭的孩子为主角，重现他们从父母离异那一刻起到25年后的人生历程。中间穿插完整家庭孩子的相关故事或简短描述，揭开了许多迷思，也让我们再度思考婚姻的真义。

如果知道离婚会对孩子一生的成长造成多少遗憾的话，或许大人会更“慎始”，对婚姻与承诺会更认真。

《启动幸福的 9 把钥匙》

邵正宏/著

幸福，人人向往，但好似遥不可及，常常在时过境迁之后才意识到当时真是身在福中不知福。其实，生活中的柴米油盐、锅碗瓢盆处处都有幸福的秘钥，等着你去开启。幸福不难，用心就可以。

《柳暗花明——走过婚姻风暴》

何张沛然/著

你全心全意地为家庭付出，却换来对方无理的对待或误解?

不去面对，婚姻中的问题就会自动消失吗?

外遇的悲剧还可以挽回吗?

婚姻不幸福，都是对方的错? 只要换个人就一切都好了?

离婚后，唯有马上投入另一段情感，才能消除自己内心的寂寞和痛苦?

如何帮助单亲家庭的孩子健康成长?

再婚家庭将面临哪些挑战? 第二次婚姻会比第一次更容易吗?

父母逼迫子女结婚的“好意”能保证儿女婚姻的幸福吗?

家庭可以为我们带来欢乐和成就感，也是人格塑造的场所，我们都渴望拥有幸福的家庭和美满的人生。本书将通过许多真实案例，告诉你婚姻的真谛，无论你是单身、已婚、离异、丧偶或是再婚，都一定能从书中获得启发和帮助。

敬请关注川大版心理学系列